# INTEGRALIDAD EN ACCIÓN

## Fundamentos y Herramientas de la Medicina Familiar

Nerio Enrique Romero González

Maracaibo (Venezuela), 2019

Primera Edición. 2008. Fundación Venezolana para la Medicina Familiar

Segunda Edición. 2018. Sultana del Lago Editores

Tercera edición. 2019. Sultana del Lago Editores.

Nerio Enrique Romero González ©

Diseño de portada: Viviana Navarro

Depósito Legal: ZU2019000114

ISBN: 9781075204562

## AGRADECIMIENTOS

Al Dr. Félix Gruber Sucre,
por ser nuestro maestro

Al Dr. Pedro Iturbe (QEPD),
por inspirar a nuestra generación

A los Dres. Robert Thompson,
James Paul Seale, Warren Heffron,
Braulio Montalvo, William Miller
y William Ventres,
por ayudarme a expandir mis fronteras

A la Dra. Yomely Quintero, la Psic. Yoemma
Gutiérrez, y el Dr. Gerardo Balza,
por su interés e ideas en el área psicosocial

A los Dres. Flor Ledesma, Carlos Atencio,
y Félix Gruber Sucre, por su revisión
del texto y sus valiosas observaciones

A Luis Perozo Cervantes,
Por su valioso apoyo
para esta publicación en línea

# ÍNDICE

# PRÓLOGO A LA PRIMERA EDICIÓN

Hay ocasiones en las que el alumno supera al maestro. Esta es claramente una de ellas. El Dr. Nerio Romero compartió nuestro interés, y nuestras angustias, en tratar de traducir conceptos en realidades en la práctica diaria del médico familiar. No del médico familiar académico, sino del médico familiar en el campo, es decir en el barrio, en su consultorio, con sus pacientes, sus familias y su comunidad.

Este libro logra aclarar ese problema. Con la idea central de transformar deseos en hechos, hace un inventario de los conceptos e instrumentos de la Medicina Familiar y los clasifica en herramientas de primer y segundo orden, siguiendo el documento de recolección de datos clínicos que usamos en esta especialidad, la Historia Clínica Orientada a Problemas. Como su propósito esencial es docente, está consciente de la cantidad de instrumentos útiles para la práctica de una especialidad que desea responder a las necesidades no solamente de un paciente, sino de un ser humano que vive en una familia y en una comunidad, que presenta una queja a su médico de primer nivel de atención.

Como la esencia de la práctica de la Medicina Familiar está en la integralidad y en la continuidad de cuidados médicos, el Dr. Romero nos explica las dos orientaciones del concepto de integralidad, pero antes nos ayuda a diferenciar la Atención Primaria de Salud de la Atención Médica Primaria, definiciones estas que han causado confusión en el ámbito de la Salud Pública. Entre otras aclaratorias, la Epidemiología tradicional estaría dentro de la Atención Primaria de Salud, pero la Epidemiología Clínica estaría dentro de la Atención Médica Primaria y, sobretodo, dentro de la especialidad de Medicina Familiar.

Los capítulos III, IV y V, los más densos del libro, conjugan, en la práctica clínica del médico familiar, la visión biopsicosocial del paciente, la integración de los aspectos preventivos y curativos y, por último, unas estrategias para inducir cambios de conductas nocivas. Quienes trajinamos en estas ideas por muchos años, tanto en la práctica como en la docencia, podemos apreciar el trabajo del Dr. Romero y agradecerle su síntesis de las herramientas disponibles y su recomendación de cuándo y cómo —los ejemplos son muy buenos- utilizar los aspectos pertinentes de cada una de ellas. Reflexiono, sin embargo, sobre los estudiantes de pregrado y sobre los médicos generales que reciben educación continua de nosotros.

Le hago una sugerencia al Dr. Romero. Dosifiquemos las herramientas en la siguiente forma: para esos dos grupos, o para el primero solamente, incorporemos en forma simplificada y de tipo recordatorio las actividades del Análisis de Riesgos, del enfoque de Atención Primaria Orientada a la Familia y del Ciclo Vital Familiar ( ya que el individuo está en el Perfil de Vida de la Historia Orientada a Problemas). Para ello recomiendo usar un instrumento muy útil, el Familigrarna. La parte posterior de esa hoja podría contener recordatorios del Análisis de Riesgos y del Ciclo Vital Familiar, y el estudiante podría colocar ciertos patrones de interacción familiar en el Familigrarna.

Pensamos, asimismo, que los enfoques de cambio de conducta requieren de un grado de madurez y práctica parecida a la que se usa en la enseñanza de orientación familiar. El estudiante debería ver a un especialista en Medicina Familiar utilizando esos enfoques en un caso clínico, pero no insistir en ellos durante su formación de pregrado.

He disfrutado ampliamente la lectura del libro del Dr. Romero y no pude contener el deseo -docente al fin- de aportar alguna idea. Recomiendo su lectura a todos aquellos interesados en el tema, pero, sobretodo, considero que debe ser un libro de obligatorio requerimiento para la enseñanza de la especialidad de Medicina Familiar tanto en el pregrado corno en el postgrado.

Dr. Félix Gruber Sucre.

Maracaibo, 12 de abril del 2008

# INTRODUCCIÓN

Cuando en un grupo de médicos, o de miembros de un equipo de salud se menciona la necesidad de un enfoque integral para su práctica, cada uno de ellos podría estar pensando en algo muy diferente, y algunos podrían incluso quedarse momentáneamente con la mente en blanco. Al hecho de que esa es una situación que se produce con mucha frecuencia cuando hablamos sobre conceptos abstractos, se suma el de la amplitud del campo de práctica de quienes trabajamos en el ámbito de la atención médica primaria, cuyo contenido y límites por lo general tampoco son muy fáciles de establecer de manera precisa. Con este texto queremos contribuir a definir el significado del concepto de integralidad como atributo de la teoría y la práctica del médico de atención primaria (y en especial del médico familiar), y hacer una recopilación ordenada de un número finito y manejable de herramientas que consideramos efectivas para convertir ese concepto (que define uno de los principios esenciales que orientan esta especialidad) en un atributo real y constatable de su práctica. Herramientas que facilitan que ese atributo se convierta, de un deseo, en una realidad que funcione en el trabajo. Es decir, definir qué es integralidad y cómo se convierte en acción.

Respecto al primer objetivo, se han revisado muchas definiciones de diversos autores relacionados con el campo de la atención médica primaria. Vimos que, básicamente, la integralidad ha sido definida en términos de la amplitud de las acciones/servicios que la práctica médica puede ofrecer a personas y/o familias, por una parte; y por la otra, de la amplitud del abordaje y manejo del cuidado de la salud, en el sentido de integrar elementos de orden biológico, psicológico y social. Dedicamos el capítulo I a discutir ampliamente el concepto de integralidad.

En cuanto al segundo objetivo: qué herramientas utilizar para lograr el atributo de la integralidad, encontramos múltiples aportes que van desde modelos teóricos hasta técnicas para tareas específicas. Dentro de esa variedad, hay un conjunto de modelos y enfoques conceptuales que hemos denominado herramientas de primer orden debido a su importancia para la integralidad de la práctica médica, por considerarlas esenciales o de gran utilidad. Desde nuestra perspectiva, son herramientas conceptuales de primer orden aquellas que: a) Sirven para abordar desde una perspectiva biopsicosocial la amplia gama de problemas de salud con las que debe trabajar el médico de atención primaria, tanto para su diagnóstico como para su manejo, y/o b) Sirven para integrar en una misma práctica actividades médicas de finalidad curativa y preventiva.

Las herramientas de segundo orden (también numerosos y diversos modelos e instrumentos en el campo de la atención médica primaria) se distinguen de las de primer orden porque sirven para cumplir tareas o acciones muy específicas en la práctica, y a menudo, en nuestra opinión, podrían ser prescindibles. A través de dos ejemplos se puede ilustrar esa diferencia: el Enfoque de Atención Primaria Orientada a la Familia es a nuestro juicio una herramienta de primer orden, mientras que el

Familigrama es una herramienta de segundo orden. El Enfoque de la Entrevista Motivacional es una herramienta de primer orden, mientras que técnicas específicas de consejería y entrevista son herramientas de segundo orden. Esta distinción es importante, entre otras razones, porque la multiplicidad de modelos y técnicas es en cierto modo intimidante para el médico familiar, que se enfrenta a la difícil tarea de dominar múltiples herramientas, todas de aparente gran importancia.

El Capítulo II se ocupa en describir un instrumento básico para el registro y la planificación de las actividades de la práctica médica, como es la historia clínica, acogiendo el modelo de la Historia Clínica Orientada a Problemas (HOP), por ser un instrumento diseñado para auxiliar al médico en el manejo continuo de múltiples problemas y situaciones propias de la medicina curativa y preventiva, lo cual la hace especialmente apropiada y útil para facilitar la integralidad en la atención médica primaria. Presentamos aquí el modelo de HOP en papel, que estamos seguros que puede ser de gran utilidad para orientar el diseño de historias clínicas digitales con arreglo a esos indispensables principios. Los capítulos III, IV y V están dedicados a las herramientas de primer orden, sus postulados teóricos y la manera de aplicarlas en la práctica; dentro del texto, también nos referiremos a ellas como herramientas mayores.

En el Capítulo VI se presenta un caso clínico, para describir el proceso de atención y de elaboración de la historia clínica del paciente durante sus dos primeras consultas con el médico familiar. De esta manera ilustramos con un ejemplo cómo puede utilizarse la Historia Clínica Orientada a Problemas y aplicarse a la práctica las nueve herramientas mayores (descritas en los capítulos anteriores) con la finalidad de hacer realidad el principio de integralidad.

Esperamos contribuir a clarificar, y hacer comprensible y compartido, el significado del principio de integralidad en Medicina Familiar, y a jerarquizar las herramientas de primer orden dentro del amplio abanico de recursos teóricos y prácticos disponibles. A partir de dicha jerarquización, proponemos que se dé prioridad a las herramientas mayores en la educación médica (pregrado, postgrado y educación continua) así como en la evaluación de servicios, asumiéndolas como esenciales. Este trabajo inicialmente fue presentado como una tesis requerida para el ascenso en el escalafón de profesores de nuestra universidad, y más tarde evolucionó y creció para convertirse en este texto que ahora ofrecemos.

Maracaibo (Venezuela), junio del 2019

# CAPÍTULO I
# EL CONCEPTO DE INTEGRALIDAD

Es común en nuestros días observar que diversidad de servicios, y no sólo en el terreno del ejercicio de la medicina, son ofrecidos ponderando una pretendida condición de integrales. La palabra *integral* se ha constituido en un adjetivo muy utilizado para atribuirle valor a servicios ofrecidos en diversos escenarios (banca, medicina, ingeniería, educación, etc). A nuestro juicio, el uso profuso del término en tal variedad de situaciones ha ocasionado confusión respecto a su significado, la cual esperamos contribuir a esclarecer en lo tocante al campo de la medicina, y más específicamente al de la Medicina Familiar.

## SIGNIFICADO DEL TÉRMINO INTEGRALIDAD EN LA ATENCIÓN MÉDICA

El concepto de integralidad en los cuidados médicos tiene dos dimensiones: la de la amplitud del espectro de acciones y servicios que se ofrecen, y la de la amplitud en el abordaje y manejo de los cuidados de salud. En la primera, integralidad implica que los servicios cubiertos, en cualquier ámbito de atención, se ajustan a las necesidades de la comunidad tanto en extensión como en profundidad (1). Implica también la expansión del espectro de servicios médicos más allá de la tradicional atención de enfermos para incluir el cuidado de personas sanas (2). En inglés, este sentido del término *integralidad* se expresa con la palabra *comprehensiveness*, que indica la cualidad o estado de ser *comprehensive*, es decir, "abarcar un asunto o materia bajo consideración completamente o casi completamente" (3). Cuando se usan estos términos en inglés, la idea de integralidad adquiere la connotación de que el contenido de algo es completo.

Según George James (4), la integralidad de los cuidados médicos implica que los servicios ofrecidos atienden las diversas etapas del continuum salud-enfermedad, incluyendo: los factores que individualmente o en combinación pueden ser causales de enfermedad, y que son sujetos de atención preventiva al individuo o la familia; la detección y el tratamiento precoz de enfermedades; el tratamiento de la enfermedad sintomática; y la rehabilitación y el manejo de problemas crónicos cuando la curación biológica no es posible (4). Partiendo de ese marco propuesto por James, John Geyman (2) propone que la atención médica, para ser considerada integral, debe incluir los siguientes elementos:

a) Educación para la salud.

b) Evaluación de riesgos de individuos y familias, así como la planificación de su adecuado seguimiento.

c) Exámenes físicos y complementarios realizados periódicamente.

d) Atención de emergencias.

e) Atención de enfermedades sintomáticas agudas.

f) Atención de enfermedades y condiciones crónicas, incluyendo rehabilitación, y

g) Consejería individual ó familiar sobre asuntos como: problemas maritales o familiares, problemas emocionales, problemas genéticos, problemas nutricionales.

Otros autores y organizaciones han propuesto definiciones similares a la anterior, en cuanto al contenido que deberían tener los servicios de atención médica ofrecidos a la población para ser considerados como integrales. (1, 5-14)

El desarrollo del concepto de integralidad de la atención médica ocurrió paralelamente al de Atención Primaria de Salud (APS), que fue instituido en 1978 por una conferencia internacional en la que participaron principalmente delegados de los gobiernos de países de todo el mundo, y que dio lugar a la conocida Declaración de Alma-Ata (15). Esta fue motivada por la necesidad declarada en ese momento de orientar una acción urgente por parte de todos los gobiernos, de todo el personal de salud y de desarrollo, así como de la comunidad mundial para proteger y promover la salud de todos los pueblos del mundo.

La APS fue definida como la asistencia sanitaria esencial basada en métodos y tecnologías prácticos, científicamente fundados y socialmente aceptables, puesta al alcance de todos los individuos y familias de la comunidad mediante su plena participación y a un costo que la comunidad y el país puedan soportar (15). Esa asistencia esencial debía incluir, al menos, las siguientes actividades:

a) Educación sobre los principales problemas de salud y sobre los métodos de prevención.

b) Promoción del suministro de alimentos y de una nutrición adecuada.

c) Abastecimiento adecuado de agua potable y saneamiento básico.

d) Asistencia materno-infantil, con inclusión de la planificación de la familia.

e) Las inmunizaciones.

f) Prevención y lucha contra enfermedades endémicas locales.

g) Tratamiento apropiado de enfermedades y traumatismos comunes.

h) Suministro de medicamentos esenciales (15).

Como puede apreciarse, la APS entraña la participación no sólo del sector sanitario, sino de todos los sectores y campos de actividad conexos al desarrollo nacional y comunitario (15). Es una definición muy amplia, que implica el planteamiento a la humanidad de una estrategia para promover el mejor nivel de salud posible. Sin embargo, en ocasiones se ha producido la interpretación restrictiva de los contenidos de la definición de APS, en el sentido de considerarla equivalente a la atención médica primaria o ambulatoria, e incluso a la medicina general o familiar; sin embargo, las actividades propias de la atención médica constituyen sólo una parte de las actividades básicas de APS (16). Entonces, la APS constituye un todo, consistente en una estrategia integral para el logro de mejores niveles de salud. La atención médica primaria constituye sólo una parte de ese todo. No obstante, podemos hablar también de integralidad en la atención médica, y específicamente en la atención médica primaria, consideradas éstas a su vez, cada una, como un todo. En esta obra colocaremos el énfasis en la integralidad como atributo de la práctica en el campo de la atención médica primaria, y más específicamente en el de la Medicina Familiar como especialidad de la Medicina.

Desde su nacimiento como especialidad, la Medicina Familiar ha sido definida como atención médica integral con particular énfasis en la unidad familiar, en la cual la responsabilidad continua del médico por los cuidados de salud no está limitada por la edad o el sexo del paciente, ni por un órgano, sistema o tipo de enfermedad (5, 6, 9). Su práctica se desarrolla en el campo de las enfermedades comunes, el diagnóstico precoz, el cuidado a largo plazo de trastornos crónicos, la patología social que forma parte de la atención médica y los factores tanto personales como familiares que influyen sobre los procesos patológicos y su tratamiento. La práctica de la medicina preventiva, incluyendo promoción de salud, educación para la salud, diagnóstico precoz e inmunizaciones, hace que la práctica médica trascienda su rol tradicional de atender al ser humano enfermo (2, 4, 7, 10, 11, 13). Postulamos a la Medicina Familiar como la especialidad ideal para el ámbito de la atención médica primaria.

La integralidad en el cuidado médico es un principio esencial de la Medicina Familiar como disciplina médica. Un médico de familia bien entrenado puede responder de manera apropiada a la mayoría de los problemas de salud que la mayoría de personas presenta la mayor parte de las veces (11). Desde la perspectiva de las necesidades del paciente, mayor integralidad en los cuidados significa que un sólo médico sea capaz de proveer la mayor cantidad de servicios. La atención médica primaria debe ser capaz de ofrecer una amplia cartera de servicios y el médico de familia, por tener el más amplio rango de intereses y habilidades, por su conocimiento de los recursos comunitarios y por su actitud hacia la integralidad, está en la mejor posición para ofrecer atención médica integral con el menor grado de fragmentación y de manera personalizada (2, 13).

## LA INTEGRALIDAD COMO ELEMENTO DE UN NUEVO MODELO MÉDICO

Hasta aquí hemos tratado sobre la idea de integralidad en una de sus dos dimensiones, la relacionada con el contenido de los servicios médicos, y específicamente de la atención médica primaria. Así considerada, integralidad se refiere a poner juntos una serie de elementos que en un modelo de atención médica fragmentado en especialidades y subespecialidades estarían separados. Ahora bien, eso no agota el concepto de integralidad en cuanto se refiere a la práctica médica de nuestro tiempo; es necesario aplicarlo también a la manera cómo los médicos abordamos a los pacientes y los problemas que ellos presentan, y a los modelos conceptuales que influencian dicho abordaje, es decir, al método clínico y el modelo científico que lo orienta.

Ian McWhinney planteó a fines del siglo XX la necesidad de una transformación del método clínico prevaleciente entonces, el cual aún prevalece en nuestros días (17). Según este autor dicho método surgió en Francia al final del siglo XIX basado en la nosología desarrollada por patólogos clínicos, y llegó a generar tal entusiasmo en la profesión médica, que la interpretación de los problemas de los pacientes en términos de enfermedades específicas se transformó en casi la única tarea de los clínicos. Dicho método clínico se configuró alrededor de 1880, apareciendo la historia clínica tal como se conocería poco después: historia de la enfermedad actual, enfermedades pasadas, antecedentes familiares, examen de órganos y sistemas, etc. Posteriores avances en microbiología, fisiología y bioquímica aumentaron su poder para hacer inferencias causales, mejorando su capacidad para lograr su objetivo: interpretar síntomas y signos en términos de la patología física.

Estos rasgos del método se resumen de manera ejemplar en la conferencia clínico-patológica. Este método clínico, centrado en la enfermedad, no procura de ninguna manera sistemática entender el significado de la enfermedad para el paciente o ubicar a ésta en el contexto de su historia personal o su cultura (17).

El modelo conceptual que se encuentra en la base del método clínico centrado en la enfermedad prevalente en el siglo XX ha sido denominado por algunos autores como el modelo biomédico. Engel (18) planteó desde 1977 que dicho modelo se origina de la aplicación a la medicina del clásico enfoque analítico de factores que ha caracterizado a la ciencia occidental por varios siglos. Dicho enfoque está basado en el paradigma reduccionista, el cual tiene su modelo más representativo en la física newtoniana (19). Bajo este paradigma, el propósito de toda investigación es la verificación de hipótesis, y esto se hace a través del estudio, de modo reductivo, de las partes que componen el todo; dado que la teoría que se genera es universal, el contexto se hace irrelevante (19).

En la ciencia orientada por este paradigma, el diseño analítico de factores es propio del experimento de laboratorio controlado, en el cual todos los factores en estudio son mantenidos constantes excepto el que se encuentra bajo estudio. En la medicina, el reduccionismo y la separación mente-cuerpo sobre los que está fundado el modelo biomédico requiere que todo fenómeno u objeto de estudio deba ser reducido a términos físico-químicos para que pueda tener significado (18).

El abandono del todo, inherente al reduccionismo del modelo biomédico en la atención médica, explica la preocupación del médico por el cuerpo y la enfermedad en desmedro de la visión del paciente como persona. En este modelo lo científico tiene que ver con el conocimiento y el tratamiento de la enfermedad, no con el conocimiento y el cuidado del paciente; por lo tanto, el objetivo es encontrar lo más rápidamente posible la explicación más simple (y en esto consiste el reduccionismo), preferiblemente el diagnóstico de una enfermedad determinada, juzgando todo lo demás como irrelevante a la función del medico (18). Rubinstein (1) ha dibujado muy bien esta situación expresando que:

"...Pocas cosas contribuyeron tanto a la fragmentación de la atención médica como la división cartesiana entre problemas del cuerpo para los clínicos y de la mente para los psiquiatras...
Cuando el individuo consulta al médico no trae problemas y necesidades médicas, o psicológicas y sociales, sino problemas y necesidades "a secas". Sólo un médico cuyo abordaje sea indiferenciado, en la cual lo médico, lo mental y lo social se encuentran integrados, también puede dar respuestas y soluciones integrales".

El modelo biopsicosocial expuesto por Engel en 1980 propone que el médico considere e integre información de diversos niveles de jerarquía: el medio interior, la persona, y el nivel de relación interpersonal (18). La teoría de sistemas, desarrollada en las décadas de los años 50 y 60, provee un marco conceptual dentro del cual tanto el todo organizado como sus partes componentes pueden ser estudiados (18). Engel propuso que la información relacionada con niveles más elevados de la jerarquía de sistemas (persona, familia, sociedad) debe ser considerada con el mismo rigor científico que la proveniente de órganos y sistemas biológicos, y no ser considerada simplemente en términos del "sentido común" de cada médico (18).

McWhinney propuso un método clínico transformado, cuyo enfoque es coherente con el modelo biopsicosocial. Dicho método está centrado en el paciente, y no en el médico o la enfermedad. La esencia de esa transformación está en que el médico trata de entrar al mundo del paciente, para ver la enfermedad a través de sus ojos. En el método tradicional, los médicos intentan traer la enfermedad del paciente a su propio mundo e interpretarla en términos de patología. En el nuevo método, centrado en el paciente, ambas cosas deben incluirse, pero sin la excesiva predominancia que ha tenido la segunda (17). En efecto, los pacientes vienen a los médicos no sólo con problemas que tienen causas y efectos, sino también con su propio entendimiento de la salud, incluyendo sus ideas acerca de la naturaleza de los problemas, preocupaciones acerca de su significación o gravedad, y expectativas respecto a la consulta y a la ayuda que ésta pueda prestarle; la importancia de este hecho se acrecienta considerando que las ideas del paciente sobre su salud ejercen la más poderosa influencia sobre su conducta y decisiones (20).

El método clínico centrado en el paciente impone la necesidad de "oír con ambos oídos", asignando simbólicamente un oído a recibir información biomédica y el otro a la información de tipo psicosocial; cuando se escucha solamente con el "oído biomédico", los juicios, diagnósticos y decisiones que deban basarse en aspectos psicosociales de la vida del paciente son hechos con información insuficiente sobre las personas, relaciones y circunstancias pertinentes al problema (21).

El modelo biopsicosocial proporciona una perspectiva respecto a la integralidad en la atención médica, que enfoca la manera como abordamos los problemas de pacientes y familias. La consideración de los factores biológicos, psicológicos y sociales, propios de la persona pero también de su contexto familiar y comunitario, es indispensable para que la atención médica adquiera la condición de integral (8, 9, 11, 13, 18, 19). La necesidad de la transformación del modelo conceptual y

27

el método clínico que orientan la práctica médica, para dar paso a un enfoque biopsicosocial y a un método clínico centrado en el paciente, ha sido también reconocida en forma progresiva como una necesidad de la educación médica (11, 22-24) y para la investigación, especialmente en el campo de la atención médica primaria (19).

A modo de conclusión, diremos que la integralidad en la atención médica primaria, y especialmente en el campo de la Medicina Familiar, requiere ser reconocida al menos desde dos perspectivas: la de la amplitud del contenido de los servicios que se ofrecen a pacientes y familias, por una parte; y la del abordaje integral de sus problemas, por la otra. Liliana Arias (12) ha logrado sintetizar estas dos perspectivas de la integralidad propia de la práctica de la Medicina Familiar, al conceptualizar a esta especialidad médica como una transdisciplina. Según ella una transdisciplina actuando como eje transversal o diagonal sirve para entretejer, como instrumentos analíticos, todas las restantes disciplinas consideradas. Respecto a la Medicina Familiar, dice:

"El enfoque centrado en la persona como ser biopsicosocial-espiritual, el manejo integral de la persona en su proceso vital humano con las díadas vida-muerte y salud-enfermedad, la continuidad, la prestación del servicio en los diferentes niveles de prevención (promoción de salud y protección específica, curación, rehabilitación), el trabajo en equipo, la gerencia de recursos, son algunos de los principios que subrayan la conceptualización de la medicina familiar como transdisciplina...
Visto de otra manera, puede hablarse de medicina familiar como transdisciplina, cuando se consideran y se analizan desde el enfoque integral, las implicaciones biomédicas, psicosociales, económicas, culturales de una situación de salud, en la cual estaría una persona que presente, por ejemplo, el evento de un infarto de miocardio".

## COMENTARIO ADICIONAL: EL TERMINO INTEGRALIDAD EN NUESTRO IDIOMA

El Diccionario de la Real Academia Española (DRAE) de 1992 define el significado de la palabra *integral* en al menos dos sentidos (25): en el primero, lo iguala con los adjetivos *global* y *total*; en el segundo, dice "aplícase a las partes que entran en la composición de un todo sin serle esenciales, de manera que el todo puede subsistir, aunque incompleto, sin alguna de ellas". Es curioso cómo la misma palabra se aplica a la condición del todo, en el primer caso, y también a las partes individuales que lo componen, en el segundo. También lo es el hecho de que el primero de los sentidos no aparece en la edición de 1970 de dicho diccionario (26), implicando que en el idioma español la palabra *integral*, significando globalidad o totalidad, es de aceptación reciente; en cambio ya en 1970 aparece el término *íntegro* entendido en una de sus acepciones como "aquello a que no falta ninguna de sus partes" (26).

Por otro lado, la palabra *integralidad* no aparece en ninguna de las ediciones mencionadas del DRAE, a pesar de ser un término que es usado en nuestro idioma de manera bastante generalizada; en cambio, la palabra *integridad* tiene, como uno de sus significados, el de "calidad de íntegro" (25-26). Asumimos entonces que en nuestro idioma las palabras *integral* e *integralidad*, para representar la idea de globalidad y totalidad en el sentido de que al todo no le falta ninguna de sus partes, son de uso relativamente reciente a diferencia de los términos *íntegro* e *integridad* que tienen ese significado desde mucho antes. Creemos que la causa del uso generalizado actual de los primeros para trasmitir la idea de globalidad y totalidad, está en que los segundos tienen también una acepción de connotaciones en la esfera moral; en efecto, sobre el término *íntegro* encontramos en el DRAE: "dícese de la persona recta, proba, intachable" (25-26).

Parece ser diferente la situación en el idioma inglés (3), ya que en el diccionario Webster encontramos los términos *integral* e *integrality (integralidad)* para referirse a la condición de totalidad. Es posible que la generalización del uso de esas palabras en español en el sentido indicado haya sido influenciada en algún grado por su uso previo en el idioma inglés.

## BIBLIOGRAFÍA

1. Rubinstein, Adolfo. Bases y Fundamentos de la Práctica de la Medicina Familiar. Capítulo 1 en: Rubinstein A, Terrasa S, Durante E, Rubinstein E, Carrete P, y Zárate M, editores. Medicina Familiar y Práctica Ambulatoria. Editorial Médica Panamericana, Buenos Aires, 2001.

2. Geyman, John P. The Modern Family Doctor and Changing Medical Practice. Appleton Century Crofts, Meredith Corporation, New York, 1971

3. Webster's Third New Internacional Dictionary. Merriam-Webster Inc. Publishers, Springfield, Massachussets, U.S.A., 1981

4. James, G. The general practitioner of the future. New England Journal of Medicine, 27: 1287-1288, 1963. Citado en Capítulo 9 de: Geyman, John P. The Modern Family Doctor and Changing Medical Practice. Appleton Century Crofts, Meredith Corporation, New York, 1971

5. Young, Paul. La Medicina Familiar en los Estados Unidos de Norteamérica. Capítulo 4 de ¿Qué es la Medicina Familiar?, Julio Ceitlin, Editor. Fepafem/Kellogg, Caracas, 1982

6. Narro Robles, José. La Medicina Familiar en México. Capítulo 2 de ¿Qué es la Medicina Familiar?, Julio Ceitlin, Editor. Fepafem/Kellogg, Caracas, 1982

7. American Medical Association. The graduate education of physicians. The report of the Citizens Commission of Graduate Medical Education. Chicago: American Medical Association, 1966: 36. Citado por Kuzel AJ, en Naturalistic Inquiry: An Appropriate Model for Family Medicine. Family Medicine 1998; 30(9): 665-671

8. Fry J, Byrne PS y Johnson S. Manual del Médico de Familia. Ediciones Doyma SA, Barcelona, España, 1979

9. McWhinney, IR. Introducción a la Medicina Familiar. Consejo de Publicaciones de la Universidad de los Andes y Fundación Venezolana para el Desarrollo de la Medicina Familiar. Mérida, Venezuela, 1987

10. El Plan del Médico de Familia en Cuba. Ministerio de Salud Pública de Cuba, Fondo de las Naciones Unidas para la Infancia (UNICEF), Organización Panamericana de la Salud (OPS-OMS), Fondo de Población de las Naciones Unidas (UNFPA). La Habana, Cuba, 1991

11. Making Medical Practice and Education More Relevant to People Needs: The Contribution of the Family Doctor. A working paper of the World Health Organization (WHO) and the World Organization of Family Doctors (WONCA), from the Joint WHO-WONCA Conference in Ontario, Canada, November 6-8, 1994

12. Arias Castillo L y Alarcón M. Medicina Familiar en la Práctica. Universidad del Valle y Ministerio de Salud, Cali (Colombia), 1997

13. Confederación Iberoamericana de Medicina Familiar (CIMF) y Sociedad Española de Medicina Familiar y Comunitaria (SEMFyC). Declaración de Sevilla 2002: "Comprometidos con la Salud de la Población". Médico de Familia Vol. 10 Nº 1, enero-junio 2002, pp. 15-18

14. Rodríguez Ochoa G. Lineamientos Político-Estratégicos en Salud. Ministerio de Sanidad y Asistencia Social, Caracas (Venezuela), febrero 1999

15. Organización Mundial de la Salud. Atención Primaria en Salud. Informe de la Conferencia Internacional sobre Atención Primaria de Salud, en Alma-Ata, URSS, 6 al 12 de septiembre de 1978. Ginebra, 1978

16. Martín Zurro A y Cano Pérez JF. Atención Primaria. Conceptos, Organización y Práctica Clínica. 3ª Edición, Mosby/Doyma Libros S.A., Madrid 1994

17. McWhinney IR. The Need for a Transformed Clinical Method. Capítulo 1 en Communicating with Medical Patients, editado por Moira Stewart y Debra Roter. Sage Publications Inc., London, 1989

18. Engel GL. The Clinical Application of the Biopsychosocial Model. American Journal of Psychiatry 1980; 137 (5): 535-544

19. Kuzel AJ. Naturalistic Inquiry: An Appropriate Model for Family Medicine. Family Medicine 1986; 18 (6): 369-374

20. Schofield T and Arntson P. A Model for Teaching Doctor-Patient Communication during Residency. Capítulo 10 en Communicating with Medical Patients, editado por Moira Stewart y Debra Roter. Sage Publications Inc., London, 1989

21. Epstein RM, Campbell TL, Cohen-Cole SA, McWhinney IR and Smilkstein G. Perspectives on Doctor-Patient Communication. Journal of Family Practice 1993; 37: 377-388

22. Schmidt H. Integrating the Teaching of Basic Sciences, Clinical Sciences, and Biopsychosocial Issues. Academic Medicine 1998; 73 Supplement (September): S24-S31

23. Parle J, Greenfield S, Thomas C, Ross N, Lester H, Skelton J and Hobbs R. Community-based Clinical Education at the University of Birmingham Medical School. Academic Medicine 1999; 74: 251

24. Neufeld VR et al. Educating Physicians for Ontario. Academic Medicine 1998; 73: 1143

25. Diccionario de la Real Academia Española, 21va. Edición. Espasa-Calpe, Madrid, 1992

26. Diccionario de la Real Academia Española, 19va. Edición. Madrid, 1970

# CAPÍTULO II
# LA HISTORIA CLÍNICA ORIENTADA A PROBLEMAS

La historia clínica es un instrumento muy importante para la práctica médica debido a la necesidad de registrar datos sobre los problemas de los pacientes y los planes de tratamiento. En el campo de la atención médica primaria esa necesidad tiene características muy especiales, porque se requiere: 1) El registro de datos no restringido a una determinada enfermedad de un paciente, sino sobre diversas enfermedades y problemas, a menudo no bien definidos y en ocasiones múltiples en un mismo paciente, los cuales deben ser atendidos en consultas de tiempo limitado; 2) La integración de planes de manejo preventivos y curativos; y 3) El seguimiento de pacientes y familias a través del tiempo. Por ello, la integralidad en la atención médica primaria requiere una historia clínica apropiada como instrumento de apoyo, y esta necesidad existe tanto para las historias en papel como para las digitales.

La historia clínica orientada a problemas (HOP) ha sido utilizada en el campo de la Medicina Familiar desde los inicios de esta especialidad en el continente americano. La HOP es un modelo de registro médico propuesto por Lawrence Weed (1), con la finalidad de facilitar el registro de múltiples problemas y su correspondiente manejo; Weed enfatizó también la importancia del registro organizado de la información clínica para la enseñanza y la evaluación en la educación médica. Diversos autores han expuesto las ventajas de la HOP para la práctica de la atención médica primaria (2-5):

a) El rápido acceso a los datos, facilitado por la adecuada organización de su registro.

b) La facilidad para el registro de información sobre múltiples enfermedades, así como sobre problemas indiferenciados.

c) La posibilidad de registrar información en forma continua que permita el seguimiento de enfermedades y problemas.

d) El registro organizado de información de la esfera psicosocial, además de la tradicional información sobre aspectos biomédicos.

e) La posibilidad de implementar y hacer el seguimiento de planes preventivos.

f) La optimización del uso del tiempo en consulta, gracias al acceso expedito a la información.

g) La facilitación de la evaluación de la atención médica (auditoría médica)

Otros autores han resaltado el fomento de una mejor relación médico-paciente a través de la fácil disponibilidad de información clínica y personal del paciente (4), la facilitación de una mejor comunicación dentro del sistema de atención médica (2, 3) y mejor información para el esclarecimiento de problemas legales (3).

El concepto de una historia orientada a problemas ha sido muy bien aceptado en el campo de la Medicina Familiar, ya que facilita el manejo continuo e integral del paciente ambulatorio. Los médicos familiares han hecho su contribución al desarrollo de este tipo de instrumento, adaptando los principios básicos establecidos por Weed a las condiciones de su práctica, esencialmente ambulatoria. Un buen ejemplo es el modelo de HOP utilizado por el postgrado de Medicina Familiar de la Universidad del Zulia (LUZ) desde su fundación en 1982, el cual ha experimentado algunos cambios, pero manteniendo su estructura conceptual básica (ver Anexo N° 1 a este capítulo). En el capítulo VI se ilustra su uso con un ejemplo. Actualmente sus componentes son:

1. La Lista de Problemas (LP): constituye el elemento más distintivo de este modelo de historia clínica y provee una especie de índice colocado en el sitio más visible del formato, en el cual están resumidos de forma organizada las enfermedades y problemas del paciente, información que de otra forma estaría dispersa dentro de un legajo a veces voluminoso en el cual es más difícil su ubicación. Dentro de la LP los problemas deben ser formulados en forma explícita a un grado consistente con el estado actual de su identificación en cada momento. Sólo se incluyen aquellas condiciones o trastornos de larga duración que requieren atención en cualquier momento que el paciente asista a consulta (2, 4), y de interés permanente para su manejo. También pueden incluirse: problemas persistentes aún sin diagnóstico (por ejemplo, un síntoma o anomalía de laboratorio sin explicación); problemas que aún no siendo crónicos han originado varias consultas en el paciente; factores de riesgo de mucha relevancia (por ejemplo, hábito tabáquico o consumo riesgoso de alcohol); y problemas que no son crónicos pero pueden ser importantes para el manejo del paciente, como

intervenciones quirúrgicas o traumatismos recientes que requirieron cuidadosa atención médica. En otros modelos de HOP, la LP está constituida por dos secciones, una para los problemas crónicos y otra para los agudos (2, 5), o por una sola sección en la que se incluyen ambos tipos de problemas (2). Por nuestra parte, proponemos a los programadores que la LP sea la sección de inicio al abrir la historia clínica digital de un paciente.

2. El Análisis de Riesgos (AR): ubicado en el reverso de la LP, sirve para orientar el enfoque hacia la prevención, particularizando las acciones preventivas. Su elaboración implica la identificación de los factores de riesgos biológicos, psicológicos y sociales, y su correlación con los posibles efectos sobre la salud. El diagnóstico de los factores de riesgo, y la apreciación de su fuerza como tales, orienta la formulación de planes preventivos en la Hoja de Mantenimiento de Salud.

3. El Perfil de Vida (PV): resume en una sola hoja y en forma longitudinal los hechos biopsicosociales relevantes para la salud y los antecedentes del paciente (personales, familiares y hábitos). Es un instrumento dinámico, diseñado para ser actualizado permanentemente. Es de gran utilidad para conocer al paciente como ser humano y registrar datos de utilidad para manejar muchas causas de consulta que son de difícil manejo sin la orientación de un enfoque psicosocial.

4. La Hoja de Examen Físico (EF): está destinada al registro de hallazgos del examen físico completo inicial, aunque también existen formatos que permiten el registro de datos en exámenes sucesivos. Dividida en 21 áreas, en cada una de las cuales basta

colocar una tilde para indicar la normalidad en su examen, si ese fuera el caso. Si se encuentra un hallazgo físico positivo, se encierra en un círculo el número del área correspondiente y se describe en el espacio en blanco la anormalidad encontrada. Para conseguir ahorro de tiempo, no es necesario anotar hallazgos normales excepto en el caso de que sean muy relevantes en el caso del paciente.

5. La Hoja de Evolución (HE): sirve para anotar los datos correspondientes a cada visita que no correspondan a alguna de las otras secciones. Las notas de evolución se registran con el sistema SOAP (Subjetivo, Objetivo, Apreciaciones diagnósticas, Planes). Estos últimos incluyen planes terapéuticos, diagnósticos, orientaciones educativas y disposición del caso. A diferencia de otros modelos de HOP (1,2,5), en los cuales se escribe una nota de evolución separada para cada problema en cada oportunidad que el médico trabaja con dicho problema, en nuestro modelo en la Universidad del Zulia cada nota de evolución puede incluir uno o varios problemas, y se realiza una sola nota en cada visita, siguiendo el sistema SOAP. Las notas de evolución correspondientes a las primeras dos o tres consultas incluyen también los planes iniciales para los problemas identificados en esas primeras visitas, por lo cual éstos no conforman una sección aparte como en el modelo original de Weed (1,5). Las hojas de evolución constituyen la parte de la historia que tiende a aumentar mucho el volumen de ésta, por lo cual es muy importante realizar las anotaciones en forma concisa. El hecho de que se registren en cada nota todas las apreciaciones diagnósticas correspondientes a cada visita, precedidas por la letra A, es de gran ayuda para obtener en

forma rápida una apreciación completa de los problemas del paciente cuando el médico se enfrenta a una historia clínica voluminosa, lo cual complementa la utilidad de la LP.

En una HOP digitalizada, sería de gran ayuda disponer de un ordenado resumen cronológico que muestre todas las A (apreciaciones diagnósticas) registradas, de acuerdo a su fecha de registro; o al menos las de las últimas 20 visitas en caso de que éstas hayan sido muy numerosas.

6. La Hoja de Mantenimiento de Salud (HMS): constituye de hecho una hoja de seguimiento igual que la hoja de evolución, con la ventaja de que permite apreciar con un solo vistazo la evolución a lo largo del tiempo de los parámetros contenidos en ella, lo cual es de mucha utilidad para la integralidad y continuidad en la atención médica primaria. Esta sección tiene como finalidad trazar planes para mantener o mejorar el estado de salud del paciente, y para prevenir o controlar enfermedades y problemas. Dichos planes se expresan a través de parámetros de seguimiento, cuya planificación debe responder a los problemas identificados en el paciente y a medidas preventivas de salud pertinentes para la población general según su grupo etario. El análisis de riesgos ayuda a particularizar dichas acciones clínicas preventivas, tanto en su naturaleza como en su frecuencia. La HMS diseñada para su utilización en el postgrado de Medicina Familiar de la Universidad del Zulia (4,6,7), es parecida a las hojas de seguimiento (*flow sheets*) utilizadas en otros lugares (8,9,10) para registrar el cumplimiento de protocolos preventivos (ver Anexo N° 2 a este capítulo). Se diferencia de éstas en que ofrece la posibilidad de agregar parámetros distintos a los contenidos en los protocolos

diseñados para la población general, según los problemas o condición de riesgo de cada persona, así como establecer en forma particularizada las periodicidades para su realización; y está abierta también para la inclusión de parámetros de seguimiento de enfermedades y problemas.

Para garantizar su visibilidad permanente, la HMS está ubicada como la primera de las hojas de evolución en la mitad derecha de la carpeta contentiva de la historia, en el modelo de HOP de la Universidad del Zulia. Las otras secciones de la HOP. (LP, AR, PV y EF) se ubican en ese orden en la mitad izquierda de dicha carpeta, también para facilitar su visibilidad en forma continua. (ver Anexo N° 1 a este capitulo).

## BIBLIOGRAFÍA

1. Weed LL. Medical Records, Medical Education and Patient Care. Year Book Medical Publisher Inc, Chicago, 1971

2. The problem-oriented medical record and effective medical care. Hoffman-La Roche 1973, Nutley, New Jersey

3. Family Practice Manual. A Handbook on Practice Management. The College of Family Physicians of Canada, 1981

4. Gruber Sucre F. La Historia Clínica Orientada a Problemas de la Unidad de Medicina Familiar del Hospital General del Sur de Maracaibo. En Memorias de las I Jornadas Internacionales de Medicina Familiar de las Américas, España y Portugal. Maracaibo, 17-19 de marzo de 1983. Pedro Iturbe, Editor. Centro Internacional para la Medicina Familiar y Fundación Venezolana de Medicina Familiar, 1983

5. Durante E. Historia Clínica Orientada al Problema. Capítulo 12 en: Rubinstein A, Terrasa S, Durante E, Rubinstein E, Carrete P, y Zárate M,

editores. Medicina Familiar y Práctica Ambulatoria. Editorial Médica Panamericana, Buenos Aires, 2001.

6. Romero NE, Gotera AM y Montiel E. La Continuidad en Medicina Familiar: Seguimiento de Problemas y Uso de la Hoja de Mantenimiento de Salud. Médico de Familia 2002; 10 (1): 19-25

7. Romero NE, González AB y Salazar M. Aplicabilidad de la Hoja de Mantenimiento de Salud. Médico de Familia 2002; 10 (2): 86-90

8. Frame PS. Periodic health screenning in a rural private practice. Journal of Family Practice 1979; 9: 57-64

9. Frame PS, Kowulich BA, Lewelyn AM. Improving Physician Compliance with a Health Maintenance Protocol. Journal of Family Practice 1984; 19: 341-344

10. McWhinney IR. Medicina de Familia. Editorial Mosby Doyma, 1995

## ANEXO 1 AL CAPÍTULO II: HISTORIA ORIENTADA A PROBLEMAS (HOP)

DATOS GENERALES

### LISTA DE PROBLEMAS

| No. | Fecha de Entrada | Edad | Breve descripción del problema | Resolu-ción | Código |
|-----|------------------|------|-------------------------------|-------------|--------|
|     |                  |      |                               |             |        |
|     |                  |      |                               |             |        |
|     |                  |      |                               |             |        |
|     |                  |      |                               |             |        |
|     |                  |      |                               |             |        |
|     |                  |      |                               |             |        |
|     |                  |      |                               |             |        |

| ANTECEDENTES GINECO-OBSTÉTRICOS: | ALERGIAS A MEDICAMENTOS: |
|----------------------------------|--------------------------|
|                                  |                          |

## HOJA DE ANÁLISIS DE RIESGOS

| FACTORES DE RIESGO | ENFERMEDADES Y PROBLEMAS |
|---|---|
| A. Provenientes del grupo humano: <br><br> 1. Riesgos Biológicos: <br><br> 1.1 Edad y Sexo <br><br> _____ <br> _____ <br><br> 1.2. Antecedentes Hereditarios <br><br> _____ <br> _____ <br> _____ <br><br> 1.3. Antecedentes Personales: <br><br> _____ <br> _____ <br> _____ <br> _____ <br><br> 2. Riesgos Culturales: <br><br> _____ <br> _____ <br> _____ <br><br> 3. Riesgos Psicosociales: <br><br> _____ <br> _____ <br><br> B. Provenientes del Medio Ambiente: <br> 1. Casa: _____ <br><br> _____ <br><br> 2. Trabajo: _____ <br><br> _____ | |

## HOJA DE MANTENIMIENTO DE SALUD

| EDADES | PARÁMETROS | Periodi-cidad (meses) | FECHAS | | | | | | |
|---|---|---|---|---|---|---|---|---|---|
| Todas las Edades | PESO | | | | | | | | |
| | PRESIÓN ART. | | | | | | | | |
| | AGUDEZA VISUAL | | | | | | | | |
| | CITOLOGÍA VAG | | | | | | | | |
| | ALIMENTACIÓN | | | | | | | | |
| | EJERCICIO | | | | | | | | |
| | VISITA ODONT. | | | | | | | | |
| Más de 18 años | EXAM. MAMAS | | | | | | | | |
| | Hb-Hto | | | | | | | | |
| | ORINA | | | | | | | | |
| | COLESTEROL | | | | | | | | |
| | VDRL | | | | | | | | |
| > de 40 años | MAMOGRAFÍA | | | | | | | | |
| | SANGRE OCULTA | | | | | | | | |
| >60 a. | PREVENCIÓN CAÍDAS | | | | | | | | |
| >75 a. | EXAM. MENTAL | | | | | | | | |
| | | | | | | | | | |
| | | | | | | | | | |
| | | | | | | | | | |
| | | | | | | | | | |
| | | | | | | | | | |
| | | | | | | | | | |

## PERFIL DE VIDA

| ANTECEDENTES FAMILIARES |
| --- |
| |

| ANTECEDENTES PERSONALES Y HÁBITOS |
| --- |
| |

| PERÍODO | EDAD | LUGAR | EDUCACIÓN TRABAJO | Peso (kgs) | DESARROLLO | | HECHOS Y PROBLEMAS DE SALUD |
| --- | --- | --- | --- | --- | --- | --- | --- |
| | | | | | PSICOMOTOR | PSICOSOCIAL | |
| 0-1 mes | | | | | 1 mes | Confianza vs Desconfianza básica | |
| 1 mes a < 7 años | | | | | 2 m 6 m 1 año 2 años 4 años 6 años | Autonomía vs Sobreprotección <br><br> Iniciativa vs Culpa | |
| 7 a 12 años | | | | | | Industria vs Inferioridad | |
| 13 a 19 años | | | | | HÁBITOS <br> Fumar / Alcohol | Identidad vs Confusión de Roles | |
| 20 a 34 años | | | | | | Intimidad vs Aislamiento | |
| 35 a 59 años | | | | | | Generatividad vs Estancamiento | |
| 60 años o más | | | | | | Integridad vs Desesperación | |

## EXAMEN FÍSICO

1. Piel

2. Cabeza

3. Ojos

4. ORL

5. Boca

6. Cuello

7. Corazón

8. Respiratorio

9. Mamas

10. Abdomen

11. Genitales

12. Ano-recto

13. Extremidades

14. Neurológico y psíquico

## Anexo N° 2. Diagrama de Flujo de Medicina Preventiva para Mujeres a partir de los 40 años de edad (Adaptado de Frame y Carlson)

| | 40 | 41 | 42 | 43 | 44 | 45 | 46 | 47 | 48 | 49 | 50 | 51 | 52 | 53 | 54 | 55 | 56 | 57 | 58 | 59 | 60 | 62 | 64 | 65 |
|---|---|---|---|---|---|---|---|---|---|---|---|---|---|---|---|---|---|---|---|---|---|---|---|---|
| Presión Arterial | ● | | ● | | ● | | ● | | ● | | ● | | ● | | ● | | ● | | ● | | ● | ● | ● | |
| Colesterol | ● | | | | | ● | | | | | ● | | | | | ● | | | | | ● | | | ● |
| Citología Vaginal | ● | | | | | ● | | | | | ● | | | | | ● | | | | | ● | | | ● |
| Examen de Mamas | ● | | | | | ● | | | | | ● | ● | ● | ● | ● | ● | ● | ● | ● | | ● | | | |
| Autoexamen de mamas | ● | | | | | ● | | | | | ● | ● | ● | ● | ● | ● | ● | ● | ● | ● | ● | | | |
| Mamografía | | | | | | | | | | | ● | ● | ● | ● | ● | ● | ● | ● | ● | ● | ● | ● | ● | |
| Sangre oculta en heces | ● | | | | | | | | | | ● | | ● | | ● | | ● | | ● | | ● | | | |
| Vacuna anti-Tetánica | ● | | | | | | | | | | ● | | | | | | | | | | ● | | | |
| Hábito Tabáquico | ● | | | | | ● | | | | | ● | | | | | ● | | | | | ● | | | ● |
| Hábito Alcohólico | ● | | | | | ● | | | | | ● | | | | | ● | | | | | ● | | | ● |
| Dinámica Familiar | ● | | | | | ● | | | | | ● | | | | | ● | | | | | ● | | | ● |
| Orientación Menopausia | | | | | | | | | | | | ● | | | | | | | | | | | | |
| Orientación sobre retiro | | | | | | | | | | | | | | | | | | | | | ● | | | |

Tomado de: Medicina de Familia. Ian R. McWhinney. Editorial Mosby Doyma, 1995 (pag. 169)

# CAPÍTULO III

# INTEGRALIDAD EN ACCIÓN: LA INTEGRACIÓN BIOPSICOSOCIAL

## INTRODUCCIÓN

Hacer operativo el principio de integralidad en la práctica médica presenta un interesante reto para la profesión: convertir un principio, es decir, una definición del *deber ser*, en la realidad del *hacer*. La complejidad del trabajo del médico de atención primaria, dada por la multiplicidad de problemas y actividades que lo caracterizan, hace el reto más exigente. Creemos que hay tres tareas centrales particularmente complejas que definen este reto, que son:

1) La integración en la práctica de la visión de los problemas de salud del ser humano que nos aportan las ciencias biomédicas, con la comprensión de los problemas psicosociales relacionados; la predominancia adquirida por la ciencia biomédica durante el pasado siglo XX se tradujo en un determinismo biológico que ha imprimido una huella muy profunda en el pensamiento, la educación, la investigación, y la práctica médica (1,2); y eso hace difícil para el médico promedio la aplicación de un enfoque biopsicosocial en la práctica, aún en

el caso de que reconozca a nivel de pensamiento la necesidad de dicha integración.

2)  La integración del enfoque preventivo a las tareas diarias de la práctica médica, tradicionalmente orientada al diagnóstico y tratamiento de la enfermedad.

3)  Derivada de la anterior, la promoción efectiva de cambios de conducta, habida cuenta de la importancia del estilo de vida en la génesis y tratamiento de muchas enfermedades prevalentes de nuestro tiempo.

HERRAMIENTA N° 1:
EL MÉTODO CLÍNICO TRADICIONAL

Para acometer exitosamente esas tareas, y lograr que la práctica médica adquiera el atributo que hemos definido como integralidad, se necesitan herramientas teóricas y prácticas adecuadas. Una muy importante continúa siendo el método clínico tradicional, centrado en la enfermedad, orientado hacia el diagnóstico convencional en su forma moderna (ver Figura N° 1); éste, como ha expresado McWhinney, es estrictamente objetivo y no pretende comprender de forma sistemática el significado de la dolencia para el paciente, ni situarla en el contexto de su biografía o cultura. Está basado principalmente en las ciencias biomédicas, y ha sido y continúa siendo una herramienta poderosa para el diagnóstico y tratamiento de la enfermedad (3); es un método de uso generalizado, aún predominante en la educación y práctica médica actuales.

La utilidad del método clínico tradicional para clasificar la dolencia del paciente en la categoría nosológica correcta cuando esto es posible,

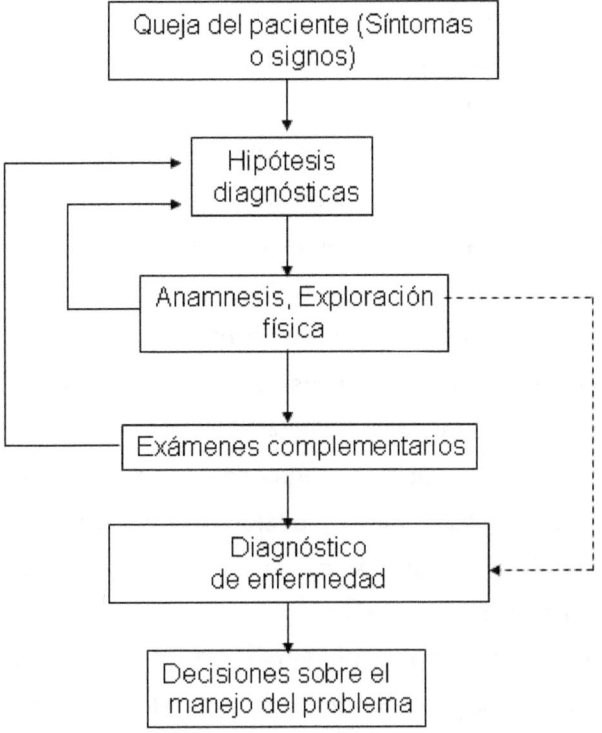

Figura N° 1. Un modelo del método clínico tradicional

se traduce en numerosos beneficios en el proceso de atención médica, siendo los principales (3):

a) Es posible predecir los probables cursos de evolución de la enfermedad no tratada (pronóstico), al conocer su historia natural.

b) Es posible deducir en muchos casos la causa (o causas) del padecimiento.

c) Basado en el conocimiento de la causa, puede prescribirse una terapia específica, en las numerosas situaciones en la que ésta existe.

d) El clínico puede deducir el proceso patológico existente (por ejemplo, el estado de órganos internos) más allá de la evidencia proporcionada por los sentidos.

e) Al contar con una clasificación de enfermedades (nosología) de uso común, los médicos pueden comunicarse más fácilmente entre sí, y con el paciente, acerca del padecimiento.

Sin embargo, el método clínico centrado en la enfermedad es insuficiente para el abordaje biopsicosocial que requiere la práctica médica integral. Otros modelos teóricos y su aplicación pueden ser útiles para acometer las tres tareas señaladas al inicio de este capítulo. Nosotros hemos seleccionado 8 modelos de más reciente formulación, pero ampliamente conocidos, a los cuales también hemos atribuido en este trabajo la condición de herramientas conceptuales de primer orden por considerar que aportan enfoques útiles para la aplicación del concepto de integralidad en la práctica de la atención médica primaria. En la Figura N° 2 se ilustra la interacción entre esas herramientas mayores, las cuales se enumeran seguidamente:

a) Para la integración biopsicosocial, el Método Clínico Centrado en el Paciente propuesto por McWhinney y colaboradores (3-5), el Modelo del Ciclo Vital Individual propuesto por Erikson (6,7), el Modelo de Ciclo de Vida Familiar de Duvall (8), y el Enfoque de Atención Primaria Orientada a la Familia (9-12).

b) Para la integración curativa-preventiva, el Modelo de Niveles de Prevención de Leavell y Clark (13), y el Método de Análisis de Riesgos propuesto por Gruber (14).

c) Para la promoción de cambios de conducta saludables, el Modelo de Etapas del Cambio de Conducta, de Prochaska y

DiClemente (15), y el Enfoque de la Entrevista Motivacional propuesto por Miller (16).

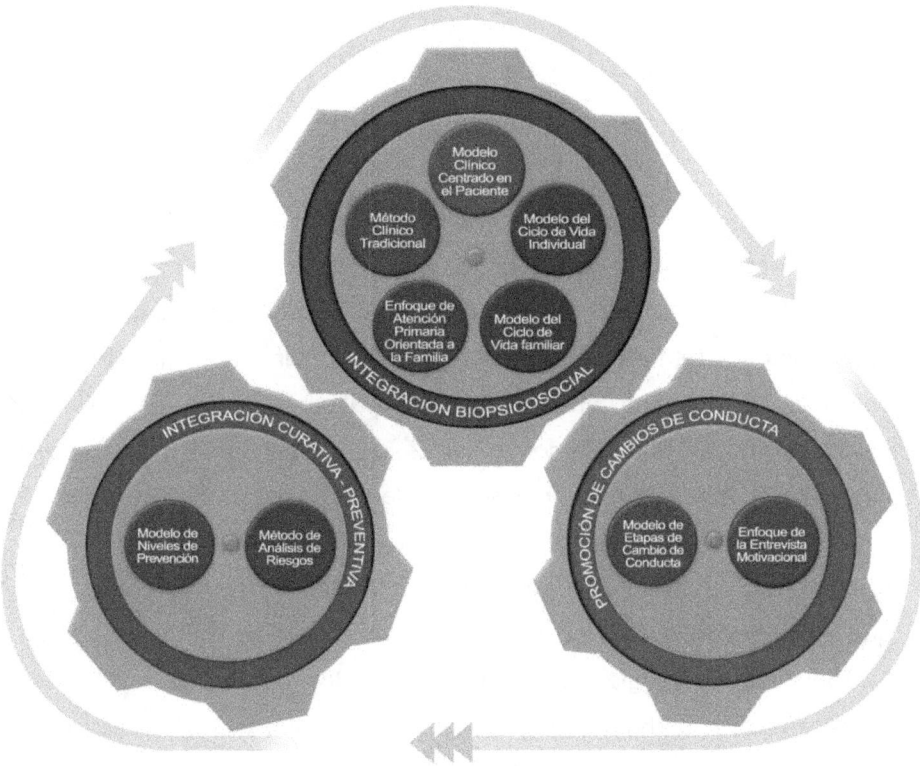

Figura N° 2. Herramientas de primer orden

Consideramos que los modelos citados proveen ideas e instrumentos que, adecuadamente asimilados y engranados con los propios del tradicional método clínico centrado en la enfermedad, permiten abordar el trabajo en atención médica primaria con una perspectiva integral. El resto de este capítulo estará dedicado a 4 modelos que, junto al método clínico tradicional, consideramos herramientas de primer orden para la integración biopsicosocial en la práctica médica; y los capítulos IV y V, a los modelos para la integración curativa-preventiva y la promoción de cambios de conducta, respectivamente. Presentaremos una descripción resumida de los modelos mencionados y su aplicación a la práctica clínica.

HERRAMIENTA Nº 2:
EL MÉTODO CLÍNICO CENTRADO EN EL PACIENTE (MCCP) (3-5)

Este método propuesto por McWhinney y colaboradores, tiene por finalidad comprender tanto al paciente como a la enfermedad. Comprender al paciente implica comprender sus expectativas, ideas, sentimientos y temores. Es conveniente distinguir entre enfermedad y dolencia: la primera corresponde principalmente a un proceso de clasificación biológica que los médicos utilizamos como modelo para explicar la dolencia del paciente. Modernamente, diagnosticar la enfermedad implica clasificar el trastorno del paciente en términos de una nosología que tuvo su origen en categorías anatomo-patológicas y que se ha hecho más compleja con el avance de ciencias básicas como microbiología, fisiología, bioquímica, y con los aportes de disciplinas orientadas al uso de tecnologías como radiología, medicina nuclear y endoscopia. Diagnosticar la enfermedad sigue siendo la mayoría de las veces un esfuerzo por interpretar síntomas y signos en términos de patología física.

La dolencia, por otra parte, es la experiencia personal que tiene un paciente de un trastorno físico o psicológico. A menudo, el problema planteado por el paciente constituye una dolencia y no una enfermedad. Eso es particularmente frecuente en la atención médica primaria, en la que a menudo no es posible establecer diagnósticos específicos de enfermedad. En todo caso, tal como han propuesto McWhinney y colaboradores (3), el objetivo del Método Clínico Centrado en el Paciente es comprender la dolencia, y siempre que sea posible, diagnosticar la enfermedad.

McWhinney ha planteado (3,5) la existencia de dos agendas distintas en el proceso de interacción entre el paciente y su médico (ver Figura Nº 3).

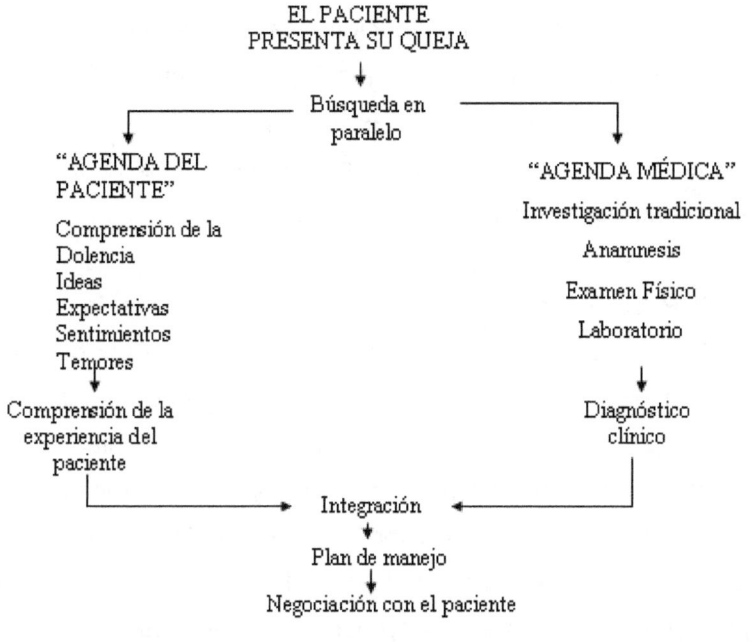

MÉTODO CLÍNICO CENTRADO EN EL PACIENTE
(McWhinney, 1989)

Figura Nº 3

En primer lugar, la agenda tradicional del médico, en la que éste trata de hacer un diagnóstico acertado a partir de las quejas del paciente. Por otra parte, la agenda que el paciente tiene en mente al momento de consultar, la cual puede definirse en términos de ideas, expectativas y sentimientos, todo relacionado con su experiencia personal, es decir, su dolencia.

La esencia del MCCP (5) es que el médico trata de entrar al mundo del paciente y ver la dolencia a través de sus ojos. Eso puede lograrlo asumiendo un comportamiento que invite al paciente a expresar todas las razones que tiene para consultar, de tal manera que el médico pueda comprender sus ideas, expectativas y sentimientos sobre la dolencia o enfermedad. Entrar al mundo del paciente es un arte difícil que requiere empatía, aceptación del paciente y genuino interés en su problema, así como habilidad en ciertas técnicas que pueden ser enseñadas y aprendidas. Entre ellas la escucha activa, así como la captación y respuesta a indicios verbales y no verbales.

El MCCP requiere que el médico sea capaz de conocer la agenda del paciente y comprender su experiencia, por una parte; y por otra, aplicar la agenda médica tradicional basada en la enfermedad para llegar a un diagnóstico. En ambas tareas no hay necesariamente un orden secuencial, y el propio paciente provee pistas que permiten definir el curso en cualquier momento dado. Generalmente, sin embargo, el médico debería comenzar centrándose en la agenda del paciente dado que la comprensión de ésta va a ayudarle a definir la suya como médico (5).

Consideramos que el MCCP es una aplicación práctica del modelo biopsicosocial de Engel (1) al encuentro entre el médico y el paciente. Engel en su modelo visualiza al ser humano (persona) como un sistema que a su vez es parte de una jerarquía de sistemas en constante interacción e interdependencia (ver Figura 4). En esa jerarquía la persona es el nivel más elevado de la jerarquía de sistemas orgánicos, así como el nivel más bajo de la jerarquía social, y cada sistema es un todo que es componente de otros sistemas: el sistema *célula* es un

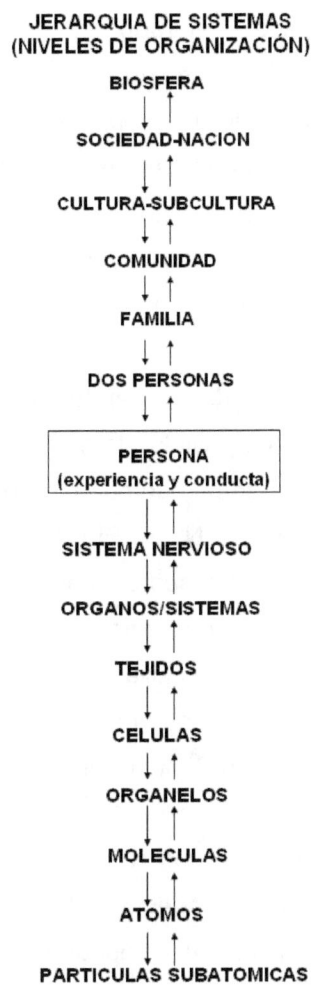

**JERARQUIA DE SISTEMAS**
**(NIVELES DE ORGANIZACIÓN)**

BIOSFERA

SOCIEDAD-NACION

CULTURA-SUBCULTURA

COMUNIDAD

FAMILIA

DOS PERSONAS

**PERSONA**
**(experiencia y conducta)**

SISTEMA NERVIOSO

ORGANOS/SISTEMAS

TEJIDOS

CELULAS

ORGANELOS

MOLECULAS

ATOMOS

PARTICULAS SUBATOMICAS

Figura N° 4. Jerarquía de los sistemas naturales
(traducido de Engel GL, 1980)

componente de otros sistemas superiores (*tejido, órgano, persona*); el sistema *persona* es un componente de los sistemas *familia* y *comunidad*. En el contInuum de los sistemas naturales cada unidad es al mismo tiempo un todo y una parte, según la teoría de sistemas de Weiss y Von Bertalanffy citada por Engel.

En el Método Clínico Centrado en el Paciente (MCCP), la consideración de los sistemas inferiores al nivel de la *persona* (nivel orgánico ó más bajos) la realizamos principalmente al aplicar el método clínico tradicional, centrado en la dimensión biológica de la enfermedad; y cuando enfocamos nuestra atención en la persona como miembro de una *familia* y *comunidad* (vecindario, cultura, sociedad), traemos a consideración los elementos psicosociales del modelo de Engel.

El resultado de la búsqueda en paralelo de un diagnóstico para la enfermedad (cuando éste es posible), la comprensión de la dolencia del paciente, y la ubicación de ambas en su entorno, es lo que constituye el diagnóstico integral (ver Figura N° 3). El médico de atención primaria y en especial el médico de familia, sacando provecho de la oportunidad de ser el médico personal en forma continua, y de conocer el entorno primario del paciente (que es la familia) así como estar familiarizado con su entorno social, está en una posición inmejorable para el diagnóstico integral que propone el Método Clínico Centrado en el Paciente.

A través del contraste entre dos cursos posibles que podría tener la interacción médico-paciente, respecto del caso de una paciente del autor, trataremos de ejemplificar esa búsqueda en paralelo:

El médico visita en su domicilio a la Sra. Rosa, de 76 años, quien padece Hipertensión arterial bien controlada con Enalapril 10 mgs. diarios. Vive con su hija menor. Enviudó hace 6 meses. Es obesa (IMC=32 kgs/mt2), y tiene limitación para deambular debido a rigidez en su rodilla derecha, secundaria a complicaciones de una cirugía para osteoartrosis hace 8 años. Su hija refiere que su madre está durmiendo semisentada en una butaca reclinable, porque siente "ahogo" al acostarse en la cama:

Curso N° 1:

Médico: "A ver, doña Rosa, cuénteme qué siente".

Doña Rosa: "Ay, doctor... no puedo sentir tranquilidad en esa cama...prefiero dormir aquí. Yo les he dicho a ellos (refiriéndose a los hijos) que esa cama..."

Médico: "Pero... lo que usted siente... ¿es dificultad para respirar?"

Doña Rosa: "Bueno, sí... por ratos me siento como si me ahogara, y por eso prefiero dormir en esta butaca. Desde que nos mudamos de mi casa de siempre yo no me siento igual, pero..."

Médico: "¿Ha sentido cansancio al caminar? ¿Se le han hinchado las piernas?"

Doña Rosa: "...bueno, usted sabe que yo camino muy poco, por el problema que tengo con esta pierna. Las piernas no se me hinchan, mi problema es al acostarme, que en esa cama no siento comodidad, por ratos parece que me faltara la respiración".

El médico solicita a la paciente que le permita examinarla. La presión arterial y frecuencia cardíaca son normales, y no encuentra hepatomegalia ni ingurgitación yugular. Sólo encuentra unos discretos crepitantes basales, que podrían ser normales a su edad; y al revisar la historia clínica, un reporte de ecocardiograma de hace un año indica fracción de eyección normal, con disfunción diastólica del ventrículo izquierdo. Decide atribuir el síntoma a esta disfunción, y luego de explicar a la paciente y su hija, hace sus indicaciones:

Médico: "Vamos a administrarle un diurético, a baja dosis, para hacer más fácil el funcionamiento de su corazón y aliviar esos ahogos. Además es necesario que se haga nuevamente el ecocardiograma y que tome una cita para ir con el cardiólogo" (y dirigiéndose a la hija) "Avísenme cuando se haya hecho todo esto, para pasar nuevamente a visitarla"

Curso N° 2:

Médico: "A ver, doña Rosa, cuénteme qué siente".

Doña Rosa: "Ay, doctor... no puedo sentir tranquilidad en esa cama...prefiero dormir aquí. Yo les he dicho a ellos (refiriéndose a los hijos) que esa cama..."

Médico: "¿Sí?."

Doña Rosa: "Que ellos dicen que esta cama es mejor, porque es un poco más grande, y no han querido traerme mi cama de siempre, que es donde yo me siento bien".

Médico: "¿Usted cree que lo que siente se debe a la cama?"

Doña Rosa: "No lo sé, pero creo que sí... desde que nos mudamos para acá nada es igual. Yo me siento como encerrada, y no me siento bien. Extraño mi casa de antes.... Me siento en esta butaca porque es donde estoy mejorcito. En esa cama parece que me ahogara..."

Hija: "Esa cama es mejor que la vieja que tenías, mamá. Doctor, ella no ha estado muy a gusto con la mudanza, pero aquí va a estar mejor, esta casa es más cómoda. A nosotros lo que nos preocupa es que tenga esos ahogos"

Médico: "Doña Rosa... lo que usted siente... ¿es dificultad para respirar?"

Doña Rosa: "Bueno, sí... por ratos me siento como si me ahogara, y por eso prefiero dormir en esta butaca".

Médico: "¿Ha sentido cansancio al caminar? ¿Se le han hinchado las piernas?"

Doña Rosa: "...bueno, usted sabe que yo camino muy poco, por el problema que tengo con esta pierna. Las piernas no se me hinchan, mi problema es al acostarme, que en esa cama no siento comodidad".

El médico solicita a la paciente que le permita examinarla. La presión arterial y frecuencia cardíaca son normales, y no encuentra hepatomegalia ni ingurgitación yugular. Sólo encuentra unos discretos crepitantes basales, que podrían ser normales a su edad; y al revisar la historia clínica, un reporte de ecocardiograma de hace un año indica fracción de eyección normal, con disfunción diastólica del ventrículo izquierdo.

Médico: "Doña Rosa, yo considero prudente administrarle un diurético a baja dosis, para hacer más fácil el trabajo de su corazón y aliviar esos ahogos... (y dirigiéndose también a la hija) ...y creo que es bueno hablar mejor con Doña Rosa el asunto de la cama... ¿no es posible traerle la cama de antes?"

Hija: "Doctor, esa cama es muy vieja, y yo creo que incómoda...ella está empeñada también en regresar a la casa donde vivía antes, pero creo que será difícil porque acordamos que esa quedaría como propiedad de mi hermano. Ella quería quedarse allá, pero yo pienso que es mejor que esté conmigo, que por ser su hija hembra soy la que puede cuidarla mejor"

Doña Rosa: "¿Y eso que importa? ¡De todos modos paso casi todo el tiempo sola cuando te vas a trabajar!... desde que se murió mi viejito todo es distinto..."

Médico: "Bien, el nuevo tratamiento va a ayudarla. Pero cuando regrese en una semana me gustaría hablar con ustedes sobre qué piensan hacer para que Doña Rosa se sienta mejor... quizás que le traigan su cama, o... en fin, creo que es un asunto que deben considerar en familia..."

En el segundo curso, que fue el que en realidad tuvo la entrevista, la interacción que se produjo permitió que la paciente expresara de manera abierta los elementos subjetivos de su experiencia respecto al problema (su dolencia). Eso condujo a que el médico pudiera percibirlo de manera más empática, y conocerlo desde la perspectiva de su paciente: era el caso de una señora adaptándose a la soledad de la viudez, y a su dependencia progresivamente mayor de sus hijos, enfrentada a unos cambios en su ambiente y estilo de vida propuestos por la familia y aceptados por ella, inicialmente, a regañadientes; en este caso, el médico pudo apreciar también la perspectiva del familiar más cercano. En su próxima visita el médico encontró que, después de una etapa de tensión, la paciente y su familia tomaron decisiones que implicaron el regreso de ella a su antigua casa, donde se sentía otra vez a gusto. Los "ahogos" habían desaparecido, y el diurético tiacídico que había sido indicado pudo ser omitido sin que reapareciera el síntoma.

En el hipotético primer curso, el excesivo apego del médico a la agenda biologicista, que lo llevó a buscar por cualquier medio una explicación al problema en términos de patología física objetiva, lo privó de apreciar los elementos subjetivos de la experiencia que vivía la paciente con su problema y sus síntomas (es decir, su dolencia), elementos que en este caso resultaron ser los más importantes para el diagnóstico. Las consecuencias de este tipo de ceguera/sordera médica selectiva para lo subjetivo las observamos a menudo en la práctica clínica y son de variadísima naturaleza. En este caso, tal como fue contado en el primer curso, pudimos apreciar al menos dos de esas consecuencias: el someter a la paciente a consultas y exámenes innecesarios, por un lado, y la renuncia de la paciente a aportar su perspectiva del problema, por el otro.

El método clínico centrado en el paciente propuesto por McWhinney (3-5) da la misma importancia a la agenda médica, dirigida a comprender el problema en sus posibles bases biológicas y clasificarlo en términos de enfermedad, como a la agenda del paciente, dirigida a comprenderlo desde la perspectiva de éste y de su entorno. Y es ese balance el que puede permitirnos un diagnóstico verdaderamente integral.

HERRAMIENTA N° 3:
EL MODELO DEL CICLO DE VIDA INDIVIDUAL DE ERIKSON (6,7)

Erik Erikson propuso un modelo teórico en el que se visualiza la trayectoria vital del ser humano como una serie de etapas sucesivas en las que la persona está en continuo proceso de cambio, al compás de su propia transformación biológica (determinada principalmente por su acervo genético) y de su adaptación al entorno psicosocial (familia y sociedad). Es un modelo que facilita comprender la vida de la persona como un proceso de continua transformación biopsicosocial.

Dentro de ese continuum Erikson identifica 8 etapas esenciales desde el nacimiento hasta la muerte, las cuales no pueden ser delimitadas temporalmente con exactitud en cada persona porque la progresión desde cada una de ellas hacia la etapa sucesiva constituye un proceso de maduración y adaptación en sí misma; sin embargo, Erikson plantea que los procesos de cambio psicosocial propios de cada etapa son predecibles de acuerdo a las edades biológicas del ser humano, independientemente de la cultura a la que éste pertenezca.

Cada una de esas etapas se caracteriza porque implica una crisis de adaptación psicosocial que conduce al desarrollo de cualidades específicas del yo; y también porque acarrea riesgos bien definidos si la crisis adaptativa no es superada satisfactoriamente. Si esto ocurre es muy probable que la persona no esté adecuadamente preparada para los cambios que con toda probabilidad le van a ser exigidos por la etapa siguiente. La identificación por parte de Erikson de la crisis y riesgos propios de cada etapa, así como de las cualidades del yo resultantes, hacen que su modelo sea una herramienta muy útil para el médico de atención primaria, y no solo para psiquiatras y psicólogos.

ETAPA 1: CONFIANZA vs DESCONFIANZA BÁSICAS

En la primera etapa, el recién nacido necesita desarrollar un sentido de confianza básica en la vida y en su mundo. La satisfacción de las necesidades corporales, para las cuales depende enteramente del entorno, es proveída por su madre, lo cual conduce a un sentido de que "las cosas están bien" y de que "son buenas en su esencia". El desarrollo de esa confianza básica es la primera tarea del ego, y depende según Erikson de la calidad de la relación madre-hijo y no de las cantidades de alimento o demostraciones de afecto que el niño reciba. Lo contrario a la confianza básica sería un sentido de haber sido deprivado o abandonado. La cualidad del yo resultante de esta etapa es la *esperanza*, y según Erikson el riesgo de la ausencia de esa confianza básica a nivel de psicopatología son las tendencias a estados depresivos o esquizoides.

El médico puede explorar esta etapa con preguntas sobre la alimentación, el sueño y el llanto del niño, y sobre el estado psicológico de la madre; la presencia de trastornos en estas áreas debe ser una señal de alerta acerca de la relación madre-hijo, y puede señalar la necesidad de orientación, apoyo psicológico y en algunos casos, psicoterapia.

## ETAPA 2: AUTONOMÍA vs DUDA O VERGUENZA

En esta etapa, que comienza alrededor de un año de edad, el niño necesita desarrollar un sentido de autocontrol sin que esto implique pérdida de la autoestima. La maduración muscular trae consigo una serie de capacidades y posibilidades que despiertan en él la necesidad de actuar por sí mismo, elegir y apropiarse de cosas del entorno; además el ambiente lo estimula a pararse sobre sus propios pies. Sin embargo, su sentido de discriminación para proceder o contenerse aún no es apropiado socialmente ni suficiente para su propia seguridad. Necesita entonces de un firme control por parte de sus padres que le proteja de los peligros de su inmadurez y su tendencia a la anarquía, sin exponerlo excesivamente a las emociones de vergüenza y duda.

Erikson define la vergüenza como una emoción en la que uno se siente completamente expuesto y consciente de estar siendo observado, la cual genera un impulso a esconderse y rabia contra sí mismo. El ser expuesto excesivamente a la vergüenza puede conducir a tratar de proceder a escondidas o a asumir una desvergüenza desafiante. La duda, por otra parte, forma el sustrato para temores paranoicos, obsesividad y compulsividad. Erikson afirma que esta etapa es decisiva para el balance entre amor y odio, entre la libertad y su supresión, entre cooperación y egoísmo.

Según Erikson, la virtud del yo que se desarrolla en esta etapa es la *voluntad*. De un sentido de autocontrol sin pérdida de la autoestima se deriva un sentido duradero de buena voluntad y orgullo; en cambio, de un sentido de pérdida de autocontrol y excesivo control externo se desarrolla una propensión duradera a la duda y la vergüenza.

El médico puede explorar esta etapa preguntando si el niño se anima a hacer cosas por sí mismo, si busca situaciones riesgosas, y si comparte sus objetos de juego. Asimismo, sobre la manera como los padres ejercen el control externo: firmeza vs maltrato o indiferencia, corrección y estímulo vs descalificación o culpabilización.

## ETAPA 3: INICIATIVA vs CULPA

La tercera etapa se ubica aproximadamente entre los 2 y los 5 años, en los cuales la capacidad para deambular y el desarrollo de la genitalidad infantil añaden al sentido de autonomía de la etapa anterior el sentido de la iniciativa, definido por Erikson como la cualidad de planear, emprender y atacar una tarea por la intrínseca necesidad de sentirse activo. El sentido de iniciativa es necesario para todo lo que el ser humano haga ó emprenda, desde recoger frutas o pescar hasta las tareas de una sociedad industrial, según expresión de Erikson. En esta etapa, el yo adquiere el sentido de *finalidad*.

La iniciativa trae consigo los celos y la rivalidad infantil, en donde el niño pugna por una posición privilegiada respecto a la madre o al padre. Esta es la etapa del complejo de Edipo y el temor a la castración de los que habla el psicoanálisis. El riesgo en esta etapa es el sentimiento de culpa sobre los deseos que acaricia y los actos que realiza en medio de nuevos desarrollos a nivel de su aparato locomotor, su genitalidad y su intelecto. La culpa es definida por Erikson como un sentimiento de ser malo que el ser humano tiene ante los ojos de sí mismo, de su superego. En esta etapa el ser humano adquiere una condición vitalicia de división interna: por un lado, elementos infantiles instintivos, y por otros elementos parentales de autoobservación y autocastigo. Según Ericsson, el conflicto no resuelto entre iniciativa y culpa puede expresarse en la patología del adulto en la negación histérica, en la cual se reprime el deseo o se sustituye por parálisis, inhibición o impotencia.

El médico puede explorar esta etapa del niño preguntando sobre si añade un toque personal a sus actividades escolares, si intenta modos diferentes de hacer las cosas (juegos, decoración de su cuarto, escogencia de su ropa, etc.), si ha desarrollado habilidades físicas (manuales o corporales) y si busca socializar con niños de la misma edad.

ETAPA 4: INDUSTRIA vs INFERIORIDAD

Esta etapa se desarrolla en la edad escolar (6-11 años), el niño debe comenzar a ser un trabajador, lo cual es indispensable para comenzar a desarrollarse como un potencial proveedor, aprendiendo a obtener reconocimiento por medio de la producción de cosas. Gradualmente los caprichos y antojos, y los deseos de jugar, van cediendo su lugar al objetivo de completar tareas productivas. Erikson afirma que el niño entra en la escuela de la vida, independientemente de que esa escuela sea el campo, la jungla, o un salón de clases. En todas las culturas, el niño recibe en esta etapa algún tipo de instrucción sistemática, que lo lleva a dominar los fundamentos de la tecnología de su cultura. La cualidad del yo que resulta de este proceso es la *competencia*.

El riesgo de esta etapa es el desarrollo de un sentido de inferioridad o incompetencia, que puede conducir a perder la esperanza de formar parte del mundo de la producción, lo cual conduce eventualmente al aislamiento, o a la regresión a etapas infantiles previas. En este aspecto la sociedad, y no solamente la familia, adquiere un rol muy significativo proveyendo vías para que el niño vaya insertándose gradualmente en su sistema económico y tecnológico.

El médico puede explorar esta etapa preguntando por la adaptación a la escuela y el desempeño en ella, sobre su participación en otras actividades y sobre sus deseos de competir (deportes, premios); así como sobre la actitud de los padres ante su desempeño en la escuela o en otras actividades (estímulo y corrección vs represión y descalificación).

ETAPA 5: IDENTIDAD vs CONFUSIÓN DE ROLES

Corresponde a la adolescencia (12-18 años), y comienza con la pubertad biológica, que se caracteriza por el rápido crecimiento corporal y la maduración genital. La rapidez de estos cambios determina que el joven esté ahora principalmente interesado en cotejar cómo es visto por otros en comparación a cómo se percibe a sí mismo. Además, en esta etapa adquiere importancia progresivamente la necesidad de hacer decisiones vocacionales. En esa búsqueda de identidad el joven se ve a menudo enfrentado con personas significativas, como sus padres.

El riesgo de esta etapa es la confusión de roles, que es lo opuesto a la identidad del yo. La confusión puede estar basada en su identidad sexual u ocupacional. La integridad del ego se mantiene temporalmente por medio de la identificación con ídolos de multitudes o héroes de pandillas, hasta el punto de una aparente pérdida de identidad. Es ésta también una etapa de amores juveniles a través de los cuales, de acuerdo a Erikson, los adolescentes intentan lograr una definición de su propia identidad proyectando en otro la imagen difusa de su propio ego, para verla de esa manera reflejada y gradualmente clarificada. La identificación con grupos de pares puede generar una conducta exclusivista y sectaria, intolerante frente a grupos diferentes, como una forma de defensa contra el sentido de confusión de su identidad.

Esta etapa puede explorarse preguntando sobre metas y expectativas profesionales, sobre relaciones familiares y de pareja, y sobre el comportamiento en grupos (compañerismo, diversiones, sexualidad); es necesario observar también el rol de la familia en esta etapa riesgosa, en la que se requiere un firme acompañamiento y apoyo para fortalecer su autoestima y manejar las presiones de los grupos. La virtud del yo que se fortalece principalmente con esta etapa es la *fidelidad*.

ETAPA 6: INTIMIDAD vs AISLAMIENTO

La sexta etapa corresponde al adulto joven (19-25 años), y en ella el individuo que recién emerge de la búsqueda de la identidad propia de la etapa anterior está ahora listo y dispuesto a fusionar esa identidad con la de otros. Es decir, está listo para la intimidad, definida por Erikson como la capacidad para comprometerse en afiliaciones y asociaciones concretas, y para desarrollar la fuerza ética necesaria para responder por esos compromisos. Necesita ser capaz de enfrentar el temor de la pérdida de su ego que ocurre en situaciones que exigen algún grado de renunciación: en la solidaridad de afiliaciones estrechas, en la unión marital y sexual, en amistades íntimas. Puede ocurrir que la persona evite tales experiencias por temor a la pérdida del ego, lo cual puede conducir a un profundo sentido de aislamiento y la consecuente autoabsorción; en psicopatología esto puede conducir a severos problemas de carácter. Según Erikson es en esta etapa cuando puede hablarse del desarrollo de una verdadera genitalidad, en comparación a la genitalidad de etapas previas que está orientada a la búsqueda de identidad. La cualidad del yo que se consolida en esta etapa es el *amor*.

En la práctica, puede explorarse esta etapa preguntando por la disposición a formar pareja y asumir responsabilidad por un hogar el futuro; por la capacidad para relacionarse serenamente con otras personas y comprender sus diferencias con ellas; por la capacidad para disfrutar de la socialización, así como de ratos de soledad; por el desarrollo de amistades estrechas y la visualización de metas profesionales; por la dependencia de los padres, o por problemas de carácter.

ETAPA 7: GENERATIVIDAD vs ESTANCAMIENTO

Esta etapa se desenvuelve en la adultez (25-50 años). El individuo que en la etapa anterior adquirió la capacidad de renunciar a partes de sí mismo en el encuentro con otros (intimidad), experimenta una expansión de los intereses del ego y es capaz de invertir energía libidinal en la generatividad. Esta, según Ericsson, consiste primariamente en la dedicación a establecer y guiar la próxima generación, generalmente sus hijos; algunas personas, por diversas razones, no aplican este impulso vital a su propia descendencia sino a la de otros, o la aplican en otras direcciones. El ser humano maduro necesita ser necesitado, lo cual hace a la generación madura dependiente de la joven en ese sentido. La generatividad es una etapa esencial en la evolución psicosexual y psicosocial del individuo, y comporta un gran enriquecimiento personal.

Cuando éste falta, se puede producir un sentimiento pervasivo de estancamiento y empobrecimiento personal. La cualidad del yo que se consolida en esta etapa es la del *cuidado*.

Podemos explorar esta etapa preguntando si ha deseado tener hijos, o si ya los tiene; en caso contrario, si ha pensado en la adopción o en hacerse cargo de alguien. Preguntando si coordina actividades sociales, comunitarias, culturales, deportivas o religiosas; si se siente satisfecho con su vida laboral; si comparte conocimientos y experiencias con la generación de relevo; y preguntando cómo se siente respecto a lo que ha hecho con su vida.

ETAPA 8: INTEGRIDAD vs DESESPERACIÓN

En la última etapa, la vejez, los frutos de las 7 etapas anteriores maduran en lo que Erikson llama la integridad del ego. Según él, ello ocurre en el individuo que en algún modo ha tomado a su cuidado personas y cosas, se ha adaptado a los triunfos y desencantos inherentes al ser, y ha sido el generador de otros o el generador de productos o ideas. Este sentido de integridad implica la aceptación del propio ciclo de vida, y una especie nueva de amor por sus propios padres. Quien posee esta clase de identidad puede defender la dignidad de su propio estilo de vida contra las amenazas físicas y económicas. La virtud del ego que se consolida en esta etapa es la *sabiduría.*

La falta de la integridad del ego en esta etapa se traduce según Ericsson en desesperación y temor de la muerte. La desesperación es el sentimiento de que el tiempo es ahora demasiado corto para empezar otra vida y para ensayar caminos alternos hacia la integridad. En la práctica se puede evaluar esta etapa preguntando cómo se siente consigo mismo, si se siente preparado para la jubilación, si siente temor ante la muerte, y si se siente una carga para la familia.

Ahora bien, ¿cuál es la utilidad de este modelo para la práctica del médico de atención primaria? Puede ser ventajoso de varias maneras, por lo cual, en el formato de la Historia Clínica Orientada a Problemas del Postgrado de Medicina Familiar de la Universidad del Zulia, la secuencia de las 8 etapas ha sido incluida en la hoja de Perfil de Vida (ver anexo en el capítulo II), con la finalidad de incorporar de manera sistemática la perspectiva del ciclo vital individual en la elaboración de la historia clínica. Las preguntas o áreas a investigar sugeridas arriba cuando se hizo la descripción de las 8 etapas facilitan el abordaje sencillo de este aspecto del perfil de vida y permiten detectar señales de alerta relevantes para el diagnóstico en la esfera psicosocial. La utilidad de trabajar con esta perspectiva podemos identificarla en varios niveles:

a) Para el diagnóstico integral de problemas: El conocimiento del ciclo vital es de gran significación para el conocimiento de la persona, lo cual es esencial en el Método Clínico Centrado en el Paciente (MCCP) expuesto en la sección anterior. Este método clínico busca la comprensión del paciente y de su experiencia con la enfermedad o dolencia, y no solo de su enfermedad, conduciendo de ese modo a la integralidad del diagnóstico. Esta implica detectar problemas o situaciones psicosociales que complican la evolución o el control de enfermedades, o que están en la propia raíz de la enfermedad o dolencia. Es frecuente en la práctica del médico de atención primaria el tipo de situación en la que una dolencia que no puede ser clasificada como enfermedad sea el resultado del malestar que generan problemas de la esfera psicosocial. El caso de la señora Rosa, expuesto a propósito del MCCP, es un ejemplo parcialmente ilustrativo de estas situaciones.

b) La pesquisa y análisis de riesgos: la identificación de señales de alerta en el ciclo vital sirve para ofrecer al paciente apoyo, orientación e incluso psicoterapia, con la finalidad de evitar el posible efecto de factores de riesgo psicosociales en la salud de la persona. Dichos factores pueden derivar de situaciones de crisis tanto normativas como no normativas (entendiéndose como normativas aquellas crisis adaptativas cuya ocurrencia es predecible en casi todas las personas, porque son consustanciales a la evolución en el ciclo vital).

c) Para la orientación de la familia sobre los problemas de uno de sus miembros, o sobre la disfunción que afecta a la unidad familiar como un todo.

d) Para la consejería anticipatoria en las consultas de carácter preventivo: higiene infantil, preescolar, escolar, del adolescente, del adulto, higiene pre y post-natal, y planificación familiar. El modelo del ciclo vital nos da la perspectiva del paciente como un ente en continua transformación, y de la conveniencia de la vigilancia del desarrollo biopsicosocial a lo largo de toda la vida.

HERRAMIENTA N° 4:
EL MODELO DEL CICLO VITAL FAMILIAR (8,9-11,17)

La familia es el contexto primario del ser humano, y de allí deriva su importancia para el enfoque biopsicosocial en la atención médica. Aún en las frecuentes situaciones en que atendemos a un paciente que acude individualmente a plantear un problema, situación o dolencia de modo muy personal, la familia es una realidad que está allí, gravitando sobre esa situación de diferentes maneras: el paciente vive en una familia, interactúa con ella, es influido por ella de tantos modos (favorables o no), es apoyado o afectado por ella, y a su vez la afecta de alguna manera. Ni la enfermedad, ni la dolencia, ni el riesgo de nuestro paciente individual tienen existencia fuera de ese contexto primario.

Existe evidencia de investigación acerca de la poderosa influencia de la familia en la salud y en la enfermedad. La mayoría de las creencias y conductas relacionadas con la salud (p.ej., fumar, nutrición, ejercicio) se desarrollan y son mantenidas dentro de la familia; las relaciones familiares y maritales tienen un impacto en resultados de salud y en factores de tipo orgánico, y las intervenciones a nivel familiar han demostrado mejorar los resultados de salud en una variedad de problemas (11).

La evaluación de la función familiar en atención primaria tiene como propósito fundamental comprender mejor el contexto en que se producen los problemas del paciente, aportando elementos a la visión psicosocial (8,17). El ciclo vital familiar es un concepto ordenador que facilita la identificación de las fases evolutivas predecibles por las que atraviesa toda familia, y en las cuales se producen momentos de transición que conducen a cambios y generan tensión (8,17). En cada etapa del ciclo la familia necesita una negociación para lograr los cambios (estructurales, funcionales y de roles) que el desarrollo evolutivo demanda; se producirá una tensión entre la tendencia a mantenerse sin cambio y la necesidad de transformarse para adaptarse a las demandas, y eso en medida variable afecta la función familiar y la salud de sus miembros. Con frecuencia, los síntomas pueden ser señales de que la familia se enfrenta a dificultades para superar una etapa del ciclo vital (8).

Es necesario comprender estos momentos de crisis y su posible relación con los síntomas para evitar patologizar la vida de nuestros pacientes (17), una de cuyas consecuencias podría ser que emprendamos extensas investigaciones a través de pruebas complementarias, eventualmente riesgosas y/o costosas, para tratar de diagnosticar una afección orgánica inexistente, a riesgo entre otras cosas de contribuir a la fijación somática que a veces ocurre en este tipo de situaciones; en la fijación somática, el paciente que no encuentra una explicación consciente y convincente a su malestar presionará a los médicos para encontrar una causa física a su dolencia.

Evelyn Duvall propuso en 1957 un modelo de ciclo vital familiar compuesto por 8 etapas basado principalmente en las vicisitudes de la crianza, utilizando como modelo la familia de clase media norteamericana (8,17). A continuación, se describe el proceso emocional y las tareas de desarrollo propios de cada etapa:

ETAPA 1: PAREJA SIN HIJOS

En esta fase la pareja debe lograr una aceptación mutua en lo emocional, cultural y sexual. Para cada individuo implica aceptar la pérdida de parte de su individualidad en aras de la vida en común. Puede explorarse el proceso de adaptación a esta etapa a través de preguntas y observación de las tareas del desarrollo propias de ella (8):

a) Acuerdos sobre condiciones y cambios prácticos para su vida en común.
b) Acuerdos sobre cómo resolver diferencias, y
c) Acuerdos sobre nuevas formas de relacionarse y comunicarse con sus familias de origen.

## ETAPA 2: PADRES POR PRIMERA VEZ

Está marcada por el nacimiento del primer hijo, y en ella la relación diádica de la pareja pasa a ser una relación triangular. Los padres, y en especial la madre, deben adaptarse a la necesidad de dedicar tiempo para atender al niño, y a menudo posponer proyectos personales.

## ETAPA 3: HIJOS EN EDAD PRE-ESCOLAR

Comienza cuando el primer hijo alcanza una edad aproximada de dos años. En ella la necesidad de autonomía e iniciativa por parte del niño pone a prueba las capacidades de la pareja para la crianza y para ajustar su relación a la nueva situación.

## ETAPA 4: HIJOS EN EDAD ESCOLAR

En este período, a partir de que el hijo mayor alcanza la edad de 6 años, la familia se ve expuesta a nuevas influencias externas y a nuevos y diferentes sistemas de valores, principalmente como consecuencia de la excursión del niño hacia la escuela y otros ambientes extrafamiliares.

Las etapas 2, 3 y 4 se engloban en el modelo de Duvall, según éste es descrito por De la Revilla (8), en una etapa más amplia denominada familia con hijos pequeños. El proceso emocional de esta fase está concentrado en la incorporación de nuevos miembros en el sistema (9), y las tareas de desarrollo propias de ella son: (9)

a) Ajuste de la pareja para crear espacio para los hijos en el sistema.

b) Asumir el nuevo rol de padres, y

c) Ajustes en las relaciones con la familia extendida para definir los roles de padres y abuelos.

## ETAPA 5: FAMILIA CON HIJOS ADOLESCENTES

El hijo mayor alcanza la edad aproximada de 13 años. Ello plantea problemas derivados del desarrollo emocional del adolescente. Surge una tensión entre la necesidad de control por parte de los padres y la búsqueda de libertad por parte del joven. En la relación entre los padres y su hijo adolescente se busca un nuevo equilibrio entre libertad y responsabilidades, entre dependencia e independencia (8).

En esta etapa el proceso emocional está signado por la demanda de aumentar la flexibilidad de los límites del sistema familiar para promover la independencia (9) mientras se mantiene, a un nuevo nivel, la responsabilidad por el cuidado de los hijos. Las tareas de desarrollo propias de esta etapa son: (9)

a) Ajuste en la relación padres-hijos para permitirles moverse dentro y fuera del sistema familiar.

b) Ajustes en la vida marital y profesional, y

c) Adaptación a cambios en la salud de los abuelos.

## ETAPA 6: FAMILIA EN DESPEGUE

Comienza cuando el primer hijo deja el hogar, momento que representa el inicio de la contracción de la familia. Las tareas del desarrollo propias de esta etapa son: (8)

a) Ajuste en la relación de la pareja.

b) Ajustes en los roles y tareas de los miembros que se quedan.

c) Ajustes en las relaciones con los hijos que se van, y

d) Adaptación a los cambios de la generación más anciana, principalmente en su salud.

ETAPA 7: NIDO VACÍO

Esta etapa comienza cuando el último hijo deja el hogar. Plantea problemas a dos niveles: en el de la adaptación de la pareja a la nueva situación (solos otra vez, sin los estímulos del comienzo y con un obscurecimiento de las expectativas), y en el de la adaptación a los problemas de la senectud (8).

El proceso emocional está signado por la necesidad de aceptar múltiples entradas (yernos, nietos) y salidas (hijos) del sistema familiar (9). Las tareas de desarrollo de esta etapa son: (9)

a) Reestructurar el sistema marital como díada.
b) Desarrollar relaciones con los hijos como adultos.
c) Ajustes en los límites y relaciones del sistema para incluir parientes políticos y nietos, y
d) Aceptación de la incapacidad o muerte de los padres de la pareja.

ETAPA 8: PAREJA DE ANCIANOS

Comienza con la jubilación o retiro. Esta suele implicar pérdidas: en el nivel de ingresos, en el status social, en la interacción con compañeros, y en la ocupación de su tiempo. Además, la pérdida de capacidades físicas va haciendo más difíciles las actividades de la vida (8). El proceso emocional está signado por la aceptación del cambio de los roles generacionales (9). Las tareas de desarrollo son:

a) Mantenimiento de la pareja en condiciones de declinamiento fisiológico.

b) Exploración de nuevos roles en la familia y en la comunidad.

c) Apoyar el rol central de la generación intermedia.

d) Creación de espacio para la sabiduría y la experiencia de los ancianos.

e) Enfrentar la pérdida de seres queridos y la realidad de la propia muerte, y

f) Revisión de lo vivido e integración.

Las ventajas que tiene la comprensión del ciclo vital familiar en la práctica médica se derivan de la posibilidad de evaluar cómo está la capacidad de adaptación de la familia en las distintas etapas, y de anticipar los procesos adaptativos que deberá encarar a corto o mediano plazo. Esta comprensión amplía significativamente la perspectiva biopsicosocial, y entre los resultados concretos que permite obtener se encuentran:

a) La detección de problemas o situaciones psicosociales que complican la evolución o el control de enfermedades, o que constituyen elementos importantes en la génesis de la enfermedad o dolencia.

b) La identificación de señales de alerta que expresan situaciones de crisis normativas o no normativas, para ofrecer al paciente y la familia apoyo, orientación, y psicoterapia en los casos que lo ameriten.

c) La orientación de la familia en caso de enfermedad de alguno de sus miembros o de disfunción familiar, y

d) La consejería anticipatoria en las consultas preventivas.

Los modelos de ciclo vital individual y familiar se conectan íntimamente entre sí, y facilitan la comprensión del paciente y su familia como una persona y una comunidad respectivamente, en constante evolución y sometidas a una permanente necesidad de adaptación, lo cual genera tensiones con potenciales efectos sobre la salud. Por eso ambos modelos son herramientas conceptuales que facilitan la aplicación del método clínico centrado en el paciente, y junto con éste contribuyen a hacer del principio de integralidad una realidad en la práctica médica.

HERRAMIENTA N° 5:
EL ENFOQUE DE ATENCIÓN PRIMARIA ORIENTADA A LA FAMILIA (9,10,18,19)

Es un enfoque o manera de pensar que el médico puede traer a cualquier encuentro con un paciente, estén presentes o no otros miembros de la familia. Implica pensar acerca del síntoma o problema de salud en el contexto de la persona considerada como un todo, y en el de sus otros significantes (9,10). La aplicación de este enfoque facilita convertir en realidad el desiderátum de trabajar con los pacientes en el contexto de sus familias, lo cual hemos definido previamente como uno de los atributos de la atención médica primaria integral. La definición de la familia en este enfoque es amplia (9) y no se limita a los grupos consanguíneos que conocemos como tal, sino que abarca también a otros grupos estrechamente relacionados biológica, emocional o legalmente.

El modelo médico occidental predominante en el siglo XX se caracterizó por estar centrado en la enfermedad, y como una de las consecuencias de este enfoque, visualizar la relación terapéutica como un asunto entre dos personas: el médico y el paciente. Es lo que Doherty y Baird denominaron "la ilusión de la díada" (10). Estos autores plantearon que en realidad la práctica del médico ocurre generalmente dentro de una tríada, en la cual la familia está, metafóricamente hablando, como un "fantasma en el consultorio" aunque no esté presente físicamente. La entrevista del paciente con su médico es episódica y de corta duración, mientras que la familia está permanentemente en relación con el problema del paciente. Como insisten Doherty y Baird (10), los miembros de la familia influencian la selección del médico, los juicios del paciente acerca de la calidad de la atención médica, y la evaluación que éste hace sobre el diagnóstico y el tratamiento prescrito.

La necesidad de un enfoque familiar en la atención médica primaria es muy bien justificada por varios autores (9-11) partiendo de los siguientes hechos:

1)  La familia es el contexto social primario del paciente, y en ese contexto ocurre la atención médica. La importancia de ese contexto se puede apreciar a través de las diversas maneras en que influye en el proceso *salud-enfermedad*: en la transmisión de enfermedades infecciosas, en los hábitos de higiene, nutrición y cumplimiento terapéutico, ocasionando stress psicosocial que afecta la salud, proveyendo el soporte necesario para prevenir enfermedades y recuperar la salud, en las definiciones sobre salud y enfermedad, en la apreciación sobre la importancia de los diferentes síntomas y signos de enfermedad, en las decisiones sobre la utilización de servicios de atención médica. Además, la familia es el grupo social que resulta más inmediatamente afectado por la enfermedad y por el tratamiento médico.

2) Los problemas del paciente son también problemas de la familia, en varios sentidos: porque la disfunción familiar sea un factor casual, porque la familia sea afectada por el problema, o porque ella constituye el grupo que debe ser movilizado para ayudar a la recuperación. Doherty y Baird enfatizan que cuando un paciente tiene problemas biopsicosociales, muy a menudo la familia necesita atención, porque estará envuelta y afectada de alguna manera.

3) La familia es potencialmente el mejor aliado del médico para el tratamiento: el apoyo familiar es un importante predictor del nivel de cumplimento y cooperación del paciente con el tratamiento y consejo médico, y el manejo de enfermedades crónicas graves requiere de intensos y masivos esfuerzos de cooperación familiar.

4) La propia familia del médico está presente en la relación médico-paciente-familia, lo cual implica para él el riesgo de querer imponer al paciente sus valores y creencias, basados en su propia experiencia como miembro de una familia, así como el riesgo de ser afectado por el problema, dependiendo de su propia historia y desarrollo como persona.

5) La atención médica primaria orientada a la familia requiere habilidades y conocimientos que deben ser adquiridos por entrenamiento específico. Doherty y Baird señalan que este tipo de enfoque es uno de los rasgos de sofisticación que hacen del médico de atención primaria un especialista (10). Tradicionalmente la necesidad de estos conocimientos y habilidades ha sido relegada debido al énfasis del

entrenamiento médico en los aspectos biológicos de la salud y la enfermedad, dejando el desempeño de los médicos en esta área librado a su buen juicio, y a las condiciones de su personalidad y de su estado emocional.

El enfoque de Atención Primaria Orientada a la Familia se ha nutrido para su desarrollo de aportes provenientes de la Teoría de Sistemas Familiares y de la Terapia Familiar (9,10,19). Estas surgieron a partir de la década de 1950 buscando comprender los síntomas de los pacientes individuales en el contexto de la familia. Al plantearse que la evaluación y el tratamiento de familias requiere de un enfoque de sistemas, sus autores, principalmente psiquiatras, se apoyaron en la teoría general de sistemas de Weiss y Von Bertalanffy (10).

Los terapistas familiares desarrollaron, a partir de la teoría general de sistemas, un conjunto de axiomas de la teoría de sistemas familiares, los cuales citamos a continuación (10):

1) La familia es más que un conjunto de individuos
2) Las familias desarrollan patrones repetitivos de interacción que regulan la conducta de sus miembros.
3) Los síntomas de los pacientes individuales pueden tener una función dentro de la familia.
4) La habilidad para adaptarse al cambio provee el marco adecuado de un sano funcionamiento familiar
5) No hay víctimas ni victimarios dentro de las familias. Todos comparten responsabilidad por los problemas.

Dentro del campo de la Terapia Familiar se desarrollaron varios enfoques, los cuales comparten algunos principios y características comunes, enunciados a continuación (10): a) Para la evaluación y el tratamiento, tratan de tener acceso al sistema familiar como un todo; b) Buscan ayudar a la familia a modificar patrones de interacción disfuncionales; c) Se ocupan más del proceso que del contenido de los conflictos; d) Evitan envolverse en coaliciones con unos miembros de la familia contra otros; e) Procuran promover una comunicación clara y directa entre los miembros; y f) Orientan las sesiones terapéuticas hacia definir metas, confrontar patrones disfuncionales y mejorar la comunicación.

La Terapia Familiar ha desarrollado sus métodos para la evaluación y el tratamiento de problemas disfuncionales familiares graves, principalmente a cargo de psiquiatras y psicólogos. Ahora bien, el médico necesita un enfoque apropiado para la evaluación y consejería en atención primaria. Doherty y Baird propusieron un conjunto de requerimientos para ese enfoque: a) La teoría debe ser simple y comprehensiva a la vez, porque el médico debe enfrentarse a problemas muy diversos (de orden físico, psicológico y emocional) y manejar amplia información sobre dichos problemas; b) El tratamiento debe enfocarse más en el problema médico que en la evaluación exhaustiva del funcionamiento individual y familiar; c) El tratamiento debería ser de corta duración (máximo 6 sesiones porque la disponibilidad de tiempo en la práctica del médico es limitada), y no requerir un segundo consejero o co-terapista; d) El riesgo del tratamiento (por sus implicaciones psicológicas y emocionales) debe ser razonablemente bajo tanto para la familia como para el médico; e) El tratamiento debería estar al alcance de médicos con un grado promedio de desarrollo psicológico; y f) El tratamiento debería estar dirigido principalmente a problemas médicos psicosomáticos o relacionados con el stress (10).

Creemos que el enfoque de orientación familiar en atención primaria es necesario, no solo para el tratamiento de problemas de la esfera psicológica (depresión, ansiedad, alcoholismo, p ej.), sino también para la amplia gama de trastornos de todo tipo que presentan los pacientes a su médico de atención primaria, y para los esfuerzos preventivos a través de la promoción de estilos de vida saludables. En todas esas situaciones, el médico debe estar en capacidad de utilizar en favor de su paciente el apoyo inherente en la mayoría de las familias, detectar si existe interferencia de la familia en los planes terapéuticos y preventivos, interactuar con ella en un marco de respeto y motivación, y expandir el ámbito de sus acciones terapéuticas, educativas y preventivas hacia el grupo familiar.

Otros aportes importantes para acercar a la realidad de la práctica médica el concepto de orientación familiar han hecho McDaniel, Campbell y Seaburn (9,19) por una parte, y Doherty y Baird (10,12,18) por la otra. Los primeros definiendo unas premisas básicas para la Atención Primaria Orientada a la Familia; y los segundos conceptualizando niveles de interacción con la familia de acuerdo a niveles de complejidad.

McDaniel, Campbell y Seaburn propusieron las siguientes premisas básicas (9,19):

PREMISA 1:

La atención primaria orientada a la familia se basa en el modelo biopsicosocial propuesto por Engel (1), el cual reconoce que los factores psicosociales juegan un rol en la salud y la enfermedad tan importante como los factores biológicos. Para ilustrar esta interacción de factores, McDaniel y cols toman como ejemplo el caso de un niño con asma bronquial, una enfermedad cuyos determinantes y fisiopatología han sido ampliamente estudiados e identificados a nivel biológico, y en la cual la terapéutica farmacológica ha experimentado significativos avances. Citando a Dym (20), describen el proceso familiar en ese caso:

> "Juan y María son esposos, y Juan toma alcohol frecuentemente. Cuando bebe, ella lo critica frecuentemente. Su hijo Eduardo, de 14 años, incapaz de soportar el stress de la situación, se sale de la casa. A medida que la pelea continúa, Jorge, de 11 años, se va tornando ansioso y tiene un ataque de asma. María deja de pelear para ocuparse de Jorge y administrarle una inhalación. Ella luego culpa a Juan y éste se siente culpable. El se va de la casa y la pelea termina. Dos días después Juan toma de nuevo y el ciclo continúa".

Al asumir el modelo biopsicosocial, el enfoque de orientación familiar se sintoniza con el Método Clínico Centrado en el Paciente que expusimos en una sección anterior.

PREMISA 2:

El foco primario de la atención médica está en el paciente en el contexto de su familia. Debido a que en la medicina la situación más frecuente es la de un individuo solicitando la atención de su médico, el paciente es el foco primario, pero éste no puede entenderse adecuadamente si prescindimos de su contexto social, y la familia es el contexto social primario. Se asume entonces que el contexto familiar será importante al tratar con la mayoría de los problemas clínicos.

PREMISA 3:

El paciente, la familia y el médico son vistos como socios o compañeros en el proceso de la atención médica. Sea que en el consultorio esté el paciente solo con su médico, esté otro miembro de la familia, o esté la familia completa, la relación es concebida como una tríada, médico-paciente-familia.

PREMISA 4:

En el sistema terapéutico, el médico es asumido como "parte de" en vez de "aparte de". El médico con orientación biopsicosocial está consciente de que participa en la relación terapéutica como un ser humano, con sus propias ideas, actitudes, necesidades e historia personal, y por lo tanto observa y cuida su propia interacción con los pacientes y familias.

Por su parte, Doherty y Baird (10,12) contribuyeron a clarificar el papel del médico en la orientación familiar, al definir niveles de interacción médico-familia de complejidad creciente que requieren grados de desarrollo personal, conocimientos y habilidades específicos; y que van desde los casos de individuos con problemas principalmente biomédicos cuyas implicaciones psicosociales son mínimas o poco relevantes (Nivel 1, MINIMO ENFASIS EN LA FAMILIA), hasta las situaciones de familias con patrones de interacción rígidos y disfuncionales que necesitan intervenciones terapéuticas dirigidas a modificar esos patrones, lo cual requiere personal altamente capacitado en terapia familiar, generalmente psicólogos o psiquiatras (Nivel 5, TERAPIA DE FAMILIA). Entre esos dos extremos se definen 3 niveles intermedios:

En el nivel 2 (INFORMACIÓN Y CONSEJOS MÉDICOS) los problemas del individuo sólo requieren una comunicación constante con el paciente y su familia sobre temas médicos y de prevención. En este nivel el médico necesita tener conciencia de que ellos tienen su propia comprensión del problema, así como sus interrogantes y temores, y adaptar la consejería a sus necesidades y estilo de aprendizaje.

En el nivel 3 (SENTIMIENTOS Y APOYO) los problemas planteados requieren obtener información sobre stress y sentimientos en la familia, y la capacidad de motivar la expresión de esos sentimientos a la vez que se le presta apoyo.

El nivel 4 (EVALUACIÓN SISTEMÁTICA E INTERVENCIÓN BÁSICA) exige intervenciones que de alguna manera pueden alterar patrones de interacción. Para ello se requiere una adecuada comprensión de la teoría de sistemas familiares y algunas habilidades básicas para aconsejar la familia con el fin de lograr cambios constructivos.

El enfoque de Atención Primaria Orientada a la Familia requiere también objetivos y actividades específicas para la entrevista. Como se dijo antes, la aplicación del enfoque puede hacerse en cualquier encuentro con el paciente, con o sin la presencia de otros miembros de la familia. Campbell (19) ofrece algunas recomendaciones en cada situación:

Cuando se entrevista al paciente individual:

a) Enfocarse en el síntoma o problema como vía para explorar las dimensiones biomédicas y psicosociales relevantes a éste.

b) Combinar e intercalar lo más posible preguntas sobre asuntos biomédicos y psicosociales.

c) Preguntar acerca de cómo la familia ha participado o está involucrada con el problema.

d) Evaluar qué niveles de la jerarquía de sistemas (órgano, persona, familia, etc.) son más relevantes y en cuáles sería más útil intervenir.

e) Decidir cómo involucrar a la familia en el proceso terapéutico.

Cuando otro miembro de la familia viene con el paciente:

a) Establecer comunicación con el miembro de la familia en primer lugar, en caso de que ya exista una relación previa con el paciente.

b) Clarificar las razones del miembro de la familia para venir, y cuál es su rol (en la familia y respecto al problema).

c) Preguntar al miembro de la familia sus observaciones y opiniones sobre el síntoma o problema.

d) Solicitar la participación del paciente y la familia en el plan de tratamiento.

e) Mantener alianzas con todos los miembros de la familia, evitando ponerse al lado de ninguno, especialmente en conflictos familiares crónicos.

La evaluación de la función familiar es otro aspecto importante. En atención médica primaria, tiene características específicas diferentes a las que puede tener en otros niveles (Terapia Familiar, por ejemplo), ya que su propósito fundamental es comprender mejor el contexto en el que se producen los problemas del paciente (8), y orientar su manejo respecto a su dimensión psicosocial. Existen variados instrumentos y procedimientos para su uso a nivel especializado (8). En Medicina Familiar se han producido varios aportes, como el APGAR familiar, el árbol familiar, el círculo familiar y otros (8,10,21). El familigrama es una herramienta de gran utilidad para la atención primaria orientada a la familia, porque provee de manera rápida información básica sobre la familia, incluyendo su estructura y funcionamiento, etapas del ciclo de la vida y patrones de interacción familiar, además de información sobre problemas de salud y factores de riesgo (herencia, hábitos, etc.)

Doherty y Baird (10) propusieron un modelo para evaluar la función familiar, adecuado a las necesidades y condiciones de la práctica del médico de atención primaria, que enfoca 4 dimensiones principales de dicha función: estresores, adaptabilidad, cohesión y patrones de interacción. En el postgrado de Medicina Familiar de la Universidad del Zulia lo hemos utilizado con muy buenos resultados en la atención de familias y en la educación médica de pre y postgrado, identificándolo con las siglas SACIR (las cuatro primeras letras representan las cuatro dimensiones del modelo propuesto por Doherty y Baird, y la última representa la dimensión recursos familiares, que le hemos adicionado en el postgrado).

La Atención Primaria Orientada a la Familia es un enfoque teórico que facilita pensar acerca de un síntoma, problema o situación en el contexto de la persona como un todo y en el contexto de la familia, en sintonía con el modelo biopsicosocial propuesto por Engel. Refuerza y complementa el Método Clínico Centrado en el Paciente planteado por McWhinney y colaboradores. Es un enfoque que incorpora la visión que ofrecen los modelos de ciclo vital individual y familiar. Cuenta con teoría, estrategias, experiencia clínica e instrumentos (8-12,17-22) que hacen posible la aplicación de la orientación hacia la familia (como un elemento indispensable de la integralidad) en la práctica de la atención médica primaria.

## BIBLIOGRAFIA
1. Engel GL. The Clinical Application of the Biopsychosocial Model. American Journal of Psychiatry 1980; 137 (5): 535-544

2. Kuzel AJ. Naturalistic Inquiry: An Appropriate Model for Family Medicine. Family Medicine 1986; 18 (6): 369-374

3. McWhinney IR. Medicina de Familia. Editorial Mosby Doyma, 1995

4. McWhinney IR. The Need for a Transformed Clinical Method. Capítulo 1 en Communicating with Medical Patients, edited by Moira Stewart and Debra Roter. Sage Publications Inc., London, 1989

5. Levenstein JL et al. Patient-Centered Clinical Interviewing. Capítulo 8 en Communicating with Medical Patients, edited by Moira Stewart and Debra Roter. Sage Publications Inc., London, 1989

6. Erikson E. Childhood and Society. 2$^{nd}$ edition, W.W. Norton and Co., New York, 1963

7. Erikson E. El Ciclo Vital Completado. Editorial Paidós, Barcelona (España), 2000

8. De la Revilla L y Fleitas Cochoy L. Instrumentos para el abordaje familiar. Atención longitudinal: el ciclo vital familiar. Capítulo 8 en Atención Primaria. Conceptos, Organización y Práctica Clínica, editado por A. Martín Zurro y JF Cano Pérez. 4ª edición, Vol. I, Harcourt Brace de España, 1999

9. McDaniel S, Campbell T, Seaburn DB. Orientación Familiar en Atención Primaria. Manual para médicos de familia y otros profesionales de la salud. Springer Verlag Ibérica. Barcelona (España), 1998

10. Doherty WJ and Baird MA. Family Therapy and Family Medicine. Toward the Primary Care of Families. The Guilford Press, New York 1983. Traducción al castellano: Terapia Familiar y Medicina Familiar, editada por la Universidad de Oriente, Cumaná (Venezuela), 1996

11. Campbell TL, McDaniel SH, Cole-Kelly K, Hepworth J and Lorenz A. Family interviewing: A Review of the Literature in Primary Care. Family Medicine 2002; 34 (5): 312-318

12. Doherty WJ and Baird MA. Developmental Levels in Family-Centered Medical Care. Family Medicine 1986; 18 (3): 153-156

13. Leavell H and Clark R. Preventive Medicine for the Doctor in his Community. McGraw-Hill, New York, Third edition, 1965. Citado en: Gruber FJ. Principios básicos para incorporar actividades preventivas en la atención médica primaria. Revista de la Facultad de Medicina (Universidad del Zulia) 1980; 12 (1-4): 225-232

14. Gruber F. Análisis de Riesgos en Medicina Familiar. Médico de Familia 1995; 4 (2-3):7-14

15. Prochaska JO, DiClemente CC and Norcross, JC. In search of how people change: applications to addictive behaviors. American Psychologist 1992; 47: 1102-1114

16. Miller WR. Motivational interviewing: Research, Practice and Puzzles. Addictive Behaviors 1996; 21 (6): 835-842

17. Vargas P. Ciclo Vital Familiar. Centro Privado de Medicina Familiar, asociado al Dpto. de Medicina Familiar de la Universidad del Sur de California (USC), Unidad de Docencia e Investigación. (http://24.232.114.45/CBMF2002%20Clase%204_3.PDF) (Fecha de consulta: 28-7-2005)

18. Doherty WJ and Baird MA. Family-Centered Medical Care. A Clinical Casebook. The Guilford Press, New York, 1987

19. Campbell TL. A Family System Approach to Patient Care, in: Epstein RM et al. Perspectives on Patient-Doctor Communication. J Fam Pract 1993; 37 (4): 377-385

20. Dym B. The cybernetics of physical illness. Fam Proc 1987; 26:35-48. Citado en: McDaniel S, Campbell T, Seaburn DB. Orientación Familiar en Atención Primaria. Manual para médicos de familia y otros profesionales de la salud. Springer Verlag Ibérica. Barcelona (España), 1998

21. Arias Castillo L y Alarcón M. Medicina Familiar en la Práctica. Universidad del Valle y Ministerio de Salud, Cali (Colombia), 1997

22. Durante E. La relación médico-paciente-familia: una aproximación metodológica. Cap. 21 en: Rubinstein A, Terrasa S, Durante E, Rubinstein E, Carrete P, y Zárate M, editores. Medicina Familiar y Práctica Ambulatoria. Editorial Médica Panamericana, Buenos Aires, 2001

# CAPÍTULO IV
# INTEGRALIDAD EN ACCIÓN: LA INTEGRACIÓN CURATIVO-PREVENTIVA

HERRAMIENTA N° 6:
EL MODELO DE NIVELES DE PREVENCIÓN (1)

La práctica del médico moderno ha estado orientada de manera predominante hacia el diagnóstico y tratamiento de la enfermedad, empeño en el cual se han obtenido muy significativos avances, en especial durante el pasado siglo XX. Paralelamente se han producido grandes progresos en la prevención de algunas enfermedades, los cuales han estado asociados principalmente al control de riesgos ambientales y han tenido menos que ver con la provisión de servicios médicos personales (2).

Las enfermedades identificadas como causas de mortalidad prematura en la mayoría de países occidentales a finales del siglo XX y comienzos del XXI serían también relativamente poco susceptibles a los efectos de la prestación de atención médica personal. Un informe del Centro Estadounidense para el Control de Enfermedades (CDC) de 1978, concluye que los factores relacionados con el estilo de vida, el medio ambiente, y la biología humana son responsables (en promedio) de un 53.1, 21.7 y 16.8 % respectivamente de la mortalidad prematura asociada a las 10 primeras causas de mortalidad en ese país. De acuerdo a dicho informe, sólo el 9.8 % de esa mortalidad es atribuible al sistema de atención médica (3).

Partiendo de lo anterior planteamos que la prevención de la enfermedad depende principalmente de acciones y procesos que están fuera del alcance de la práctica médica. La Figura N° 1 refleja ese planteamiento, y trata de ubicar el alcance y la responsabilidad de la atención médica en el esfuerzo preventivo (representado por círculos sombreados) y en el manejo de la enfermedad (representado por círculos rayados). Los círculos ubicados en el centro ilustran gráficamente el alcance de la atención médica en la prevención y en la enfermedad, en cada uno de los ámbitos de atención médica: primaria (AMP), secundaria (AMS) y terciaria (AMT).

## Interacción
## Enfermedad-Atención Médica-Prevención

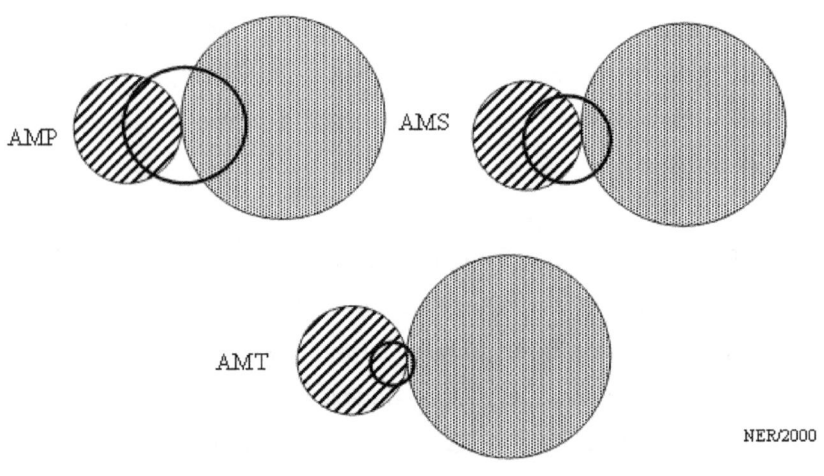

Figura N° 1

Puede apreciarse en esa figura que asignamos al ámbito de atención médica primaria una mayor responsabilidad y alcance en la esfera de la prevención que a los ámbitos secundario y terciario. Por su relación continua con el paciente y la familia, el médico de atención primaria está en una posición ventajosa para promover y realizar acciones preventivas, y especialmente para promover cambios saludables en el estilo de vida.

Ahora bien, ¿cómo puede el médico de atención primaria incidir favorablemente en el estado de riesgo de sus pacientes, familias y comunidad? Podemos ubicar las posibilidades de acción en 3 áreas perfectamente distinguibles, las cuales describimos a continuación sin que el orden en que lo hacemos implique de nuestra parte ningún juicio respecto a su importancia y pertinencia.

En primer lugar, a través de la acción comunitaria, entendida como acciones a escala social (organizaciones comunitarias, vecinales, locales, municipales, etc.) dirigidas a mejorar las condiciones de vida que favorecen la salud (nutrición, saneamiento ambiental, educación, empleo, convivencia). Son acciones en las que el médico puede participar como ciudadano, apalancado en la posición de liderazgo que la comunidad generalmente le reconoce, pero que no son parte de la práctica clínica entendida como servicios personales provistos a personas y familias (la cual es realizada habitualmente en el consultorio y, con frecuencia variable, en el domicilio). El rol del médico como líder social es plausible y conveniente, pero no debería ir en detrimento de su rol como proveedor de servicios asistenciales de calidad a personas y familias.

En segundo lugar, a través de actividades de medicina comunitaria. Estas incluyen actividades dirigidas al estudio de la ocurrencia de la enfermedad y los riesgos en grupos de personas, las cuales corresponden al área de la epidemiología como disciplina (4). Incluyen también actividades a nivel comunitario (vecindad, sector, escuela, área de trabajo, club, grupos de pacientes, etc.) dirigidas principalmente a la educación para la salud y a modificaciones saludables en el ambiente o en el estilo de vida. Estos dos tipos de actividades, por su relación más directa con el contenido de la actividad fundamental del médico de atención primaria (provisión de servicios asistenciales a personas y familias), tienen para éste más pertinencia que las del punto anterior. En nuestra opinión, el nivel de participación del médico en estos dos tipos de actividades debe definirse en coordinación con el de otros profesionales y miembros del equipo de salud, dependiendo de las prioridades y recursos disponibles en su área de trabajo.

Finalmente, está el área de la medicina clínica preventiva, definida por Stokes y col. como "…aquellos servicios personales de atención de salud, provistos en el contexto de la medicina clínica, cuyo propósito es mantener la salud y reducir el riesgo de enfermedad o muerte prematura" (2). Este concepto de medicina clínica preventiva, o prevención clínica, lo encontramos también en otros autores consultados (5, 6, 7-13). Este tipo de actividad es específica del médico en su práctica clínica, y en especial del médico de atención primaria.

Leavell y Clark (1) propusieron un modelo teórico que asocia la aplicación de medidas preventivas con la historia natural de cualquier enfermedad en el hombre. Divide la evolución de la enfermedad en tres etapas (ver Figura N° 2):

a) Un período pre-patogénico, previo a la aparición de la enfermedad, en la cual pueden encontrarse los factores de riesgo. Todo lo que puede

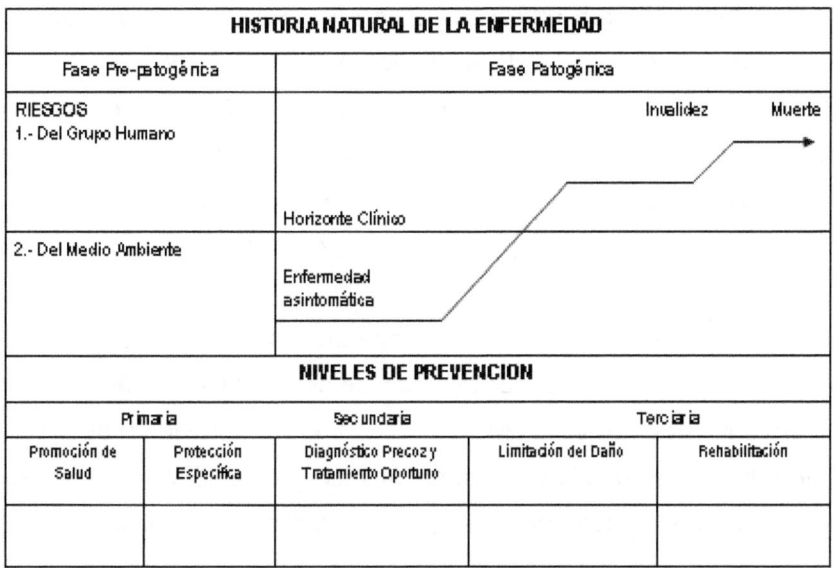

Figura Nº 2. Historia Natural de la Enfermedad y Niveles de Prevención

hacerse durante este período para detener el progreso hacia la enfermedad es denominado *prevención primaria*, la cual tiene dos modalidades: *la promoción de salud*, entendida como todas aquellas acciones que sirven para promover el bienestar físico y emocional, y para aumentar la duración y calidad de la vida (primer nivel de prevención, un ejemplo de lo cual sería el aseguramiento de una adecuada nutrición); y la *protección específica*, que incluye las acciones dirigidas a prevenir la aparición de una enfermedad o trastorno específico (segundo nivel de prevención, cuyo ejemplo clásico son las inmunizaciones).

b) Un período patogénico sub-clínico, en el cual ya existen los trastornos anatomo-patológicos y/o fisiopatológicos de la enfermedad, pero ésta no ha hecho su aparición a través de síntomas y/o signos. Las actividades que pueden realizarse para detener la evolución de la enfermedad en esta etapa pertenecen al nivel de *prevención secundaria*, y se consideran actividades de *diagnóstico precoz y tratamiento oportuno* (el ejemplo típico es el diagnóstico precoz y tratamiento del cáncer asintomático, como es el caso del cáncer de cuello uterino a través de la pesquisa con la citología vaginal) (tercer nivel de prevención).

c) Finalmente, el período de la enfermedad sintomática. La *prevención secundaria* en este caso puede estar dirigida a la *limitación del daño* (cuarto nivel de prevención), y es el tipo de actividad que ocupa principalmente el trabajo curativo del médico; y cuando se ha establecido ya un daño anatómico, funcional y/o psicológico como consecuencia de la enfermedad, se plantea un nivel de *prevención terciaria*, en el cual la meta es la *rehabilitación* (quinto nivel de prevención).

El modelo de niveles de prevención de Leavell y Clark (1) ayuda a conceptualizar la prevención como objetivo y como proceso realizable a diferentes niveles, y a clarificar el papel de la atención médica en dicho proceso, principalmente a través de lo que hemos denominado "medicina clínica preventiva", o "prevención clínica". En Venezuela, Félix Gruber implementó en 1980 un servicio de atención médica ambulatoria orientado por esos principios, en la entonces experimental Unidad de Medicina Familiar del Hospital General del Sur de Maracaibo (13). Inspirado en una experiencia similar en la Universidad Tecnológica de Texas, se integraban en nuestro medio los conceptos de historia natural de la enfermedad y niveles de prevención (de Leavell y Clark), con el concepto de historia clínica orientada a problemas de Weed (14) y el concepto de medicina prospectiva de Robbins y Hall (15).

En la referida Unidad de Medicina Familiar, que pasó a ser en 1982 la primera sede del postgrado de Medicina Familiar de la Universidad del Zulia, se organizó la práctica de la medicina ambulatoria para integrar en una misma consulta actividades de atención médica curativa y de prevención clínica: las primeras dirigidas a personas que consultaban quejándose de sentirse enfermos, y las segundas dirigidas a todos los pacientes, estuvieran o no enfermos al momento de consultar. Félix Gruber describe el proceso de integrar en la práctica lo curativo y lo preventivo (6):

" El médico familiar generalmente comienza con un caso "curativo" en el cuarto nivel de prevención, es decir, "limitación del daño"; una vez resuelto este problema… debe plantearse la siguiente reflexión: Ya que seguiré viendo a esta persona por muchos años, ¿Cómo la puedo ayudar a prevenir deterioros en su salud?…la respuesta más eficiente es la de hacerle un análisis de riesgos, y en base a dicho análisis, elaborar una hoja de "Mantenimiento de Salud y Prevención de Enfermedades" (HMS), que incorpore los niveles de prevención número tres (Diagnóstico y Tratamiento Precoz), y número dos (Protección Específica)…Aquellos casos que no consulten inicialmente por una enfermedad, pasan directamente al análisis de riesgos y a la HMS. Estas situaciones se presentan cuando el médico familiar, después de establecer el "rapport" con el caso inicial, convoca al resto de los miembros de la familia, aparentemente sanos, a venir a la consulta"

La prevención clínica es un concepto que engloba lo que el médico puede ofrecer a sus pacientes para prevenir enfermedades y promover y mantener la salud como parte de su práctica médica, en la cual provee servicios de atención personal y/o familiar, generalmente en el consultorio y en ocasiones en el domicilio. La prevención clínica abarca un conjunto de acciones que, en general, pueden clasificarse según McWhinney en cuatro categorías (5):

"1. Inmunización
2. Educación sanitaria…
3. Evaluación del desarrollo…

4. Despistaje (screening) y detección de casos (case finding)...screening se aplica a una población... para identificar los sujetos que están enfermos o tienen riesgo de padecer una enfermedad...En la detección de casos, una persona es identificada como enferma o con riesgo...por el médico responsable de su atención..."

McWhinney distingue entre screening y detección de casos. El primero se aplica en forma masiva a grupos poblacionales en cualquier lugar (vecindario, lugar de trabajo, sitios públicos, etc), y el segundo a los pacientes en el marco de los servicios asistenciales personales (generalmente en el consultorio). En ambos casos, el objetivo es el diagnóstico precoz y tratamiento oportuno de una enfermedad o problema (tercer nivel de prevención).

La importancia de la prevención clínica ha hecho que organizaciones gubernamentales y privadas en varias partes del mundo se hayan ocupado de establecer lineamientos para orientarla y hacerla más eficaz. La orientación preventivista en la práctica clínica tiene el riesgo implícito de favorecer la aplicación indiscriminada de procedimientos de dudoso valor para la prevención o el diagnóstico precoz o, peor aún, con potenciales efectos adversos. De allí que se procure basar las recomendaciones de procedimientos preventivos en adecuadas evidencias de investigación que soporten su valor en términos de efectividad, aceptabilidad, seguridad y costo-efectividad (5, 10, 16-19).

La integración de la prevención clínica a la práctica del médico de familia requiere la atención de al menos tres aspectos decisivos a nivel de implementación (1, 2, 7, 8, 11): a) El manejo en la práctica de un programa de prevención clínica, lo cual debe expresarse en protocolos adecuadamente integrados a la organización del servicio médico y a sus sistemas de registro  (ver en Anexo N° 1 de este capítulo un esquema de procedimientos preventivos por grupos de edad, utilizado en la práctica de los médicos residentes del Postgrado de Medicina Familiar de la Universidad del Zulia); b) La determinación del status de riesgo de los pacientes, con el fin de particularizar a cada caso los planes de prevención y mantenimiento de salud (al análisis de riesgos se dedicará la siguiente sección de este trabajo); y c) La asistencia al paciente para el logro de cambios saludables de conducta (a lo cual dedicaremos el capítulo subsiguiente).

En los tiempos actuales, la prevención es un elemento primordial en la educación médica, a nivel de pregrado y postgrado. Y dentro del amplísimo abanico de tópicos y acciones relacionados con la prevención, la prevención clínica es la que tiene la mayor pertinencia y aplicabilidad en la práctica del médico de atención primaria. La Asociación de Profesores de Medicina Preventiva (ATPM) de los E.E.U.U. plantea que la educación sobre prevención debería extenderse más allá de cursos diseñados específicamente para enseñar medicina preventiva, y pasar a ser parte integral de pasantías clínicas (7). Otros autores enfatizan la misma idea, resaltando la validez de los servicios integrales de atención médica primaria como sitios de entrenamiento en medicina preventiva (10, 13, 20).

La importancia de la prevención en la práctica del médico de familia, y las condiciones que favorecen su potencial eficacia, son descritas de manera muy clara por McWhinney (5):

"Los médicos de familia ocupan una posición única para practicar la medicina preventiva. Como media ven a sus pacientes por cualquier motivo entre tres a cuatro veces al año. Muchas de esas visitas son por problemas autolimitados en personas sanas. Por lo tanto, proporcionan una excelente ocasión para realizar consejo sanitario y detección de enfermedades en fase presintomática. La naturaleza continuada y completa de la atención que ofrecen los médicos de familia, les permite aceptar la responsabilidad sobre la totalidad del proceso de prevención secundaria, desde la detección de casos hasta su investigación y tratamiento. El conocimiento personal que tienen de los pacientes y las familias les permite identificar riesgos para la salud que no son apreciados por otros observadores. Su relación con los pacientes y la confianza que engendra esa relación pueden ser factores importantes para motivar a los pacientes y conseguir que cumplan las medidas diseñadas para el mantenimiento de la salud".

HERRAMIENTA N° 7:
EL MÉTODO DE ANALISIS DE RIESGOS (6)

El análisis de riesgos es un ejercicio intelectual que es parte esencial del método clínico que se necesita para la práctica integral de la atención médica primaria. Así como el método clínico propio de la medicina curativa permite establecer uno o más diagnósticos de enfermedad, con vistas a establecer planes terapéuticos, el análisis de riesgos es la esencia del método clínico orientado hacia la prevención (2,6). Se entiende por riesgo "las probabilidades transicionales para moverse de un determinado nivel en el status de salud a otros niveles en un período definido de tiempo" (2).

Se define el status de riesgo como un estimado del riesgo de un individuo, determinado a partir de datos sobre su herencia genética, exposición ambiental, hábitos de salud, y de la identificación de condiciones y enfermedades asintomáticas que se sabe incrementan significativamente el riesgo de enfermedades y/o muerte prematura (2, 7). El análisis de riesgos es el proceso de obtener la información necesaria y estimar, en base a esa información, la probabilidad de moverse de su nivel actual de salud a otro nivel en un período definido de tiempo (21).

La información es obtenida generalmente a través de la entrevista médica, el examen físico y pruebas de laboratorio. Puede obtenerse también por otros medios, como pueden ser los cuestionarios autoadministrados contestados por los pacientes, generalmente en las salas de espera (2). La Historia Clínica Orientada a Problemas (HOP) descrita anteriormente facilita esa tarea, para lo cual dispone de la Hoja de Análisis de Riesgo.

En cuanto a los factores de riesgo, hay suficiente evidencia epidemiológica que ha conducido a reconocer que el status de salud es determinado principalmente por influencias pertenecientes a cuatro dominios: la herencia, el medio ambiente, el estilo de vida, y la atención médica. Como se discutió en la sección anterior, la influencia de este último es menor en comparación a los tres primeros, en los cuales pueden ubicarse casi todos los factores de riesgo más importantes.

Gruber (6) propuso en 1995 una Hoja de Resumen para Análisis de Riesgos (ver Anexo N° 2 de este capítulo), con la finalidad de proporcionar un esquema que facilite la tarea intelectual de realizar este análisis dentro del marco de la práctica clínica del médico de atención primaria. El esquema de Gruber forma parte del formato de la Historia Clínica Orientada a Problemas (HOP) que se usa en la educación de pregrado y postgrado en Medicina Familiar en la Universidad del Zulia, descrita previamente. En la publicación referida (6) este autor describe de manera muy instructiva, paso por paso, el proceso de aplicación de la metodología de análisis de riesgos en la atención de pacientes por el médico de atención primaria, utilizando para ello un caso clínico como ejemplo.

El análisis de riesgo permite particularizar a cada paciente los planes de mantenimiento de salud. Existen planes definidos en forma general para grupos de pacientes por edad y sexo (16-18) (ver Anexo N° 1 de este capítulo). El análisis de riesgos ayuda a adaptar dichos planes a las necesidades de cada paciente. Por mantenimiento de salud se entiende "...toda intervención pro-activa, cuyo propósito es mantener o mejorar la salud del individuo y no el tratamiento de la enfermedad" (2). En el postgrado de Medicina Familiar de la Universidad del Zulia, la Hoja de Mantenimiento de Salud (HMS) sirve para diseñar y dar seguimiento a los planes de mantenimiento de salud.

## BIBLIOGRAFÍA

1. Leavell H and Clark R. Preventive Medicine for the Doctor in his Community. McGraw-Hill, New York, Third edition, 1965. Citado en: Gruber FJ. Principios básicos para incorporar actividades preventivas en la atención médica primaria. Revista de la Facultad de Medicina (Universidad del Zulia) 1980; 12 (1-4): 225-232

2. Stokes J, Noren J and Shindell S. Definition of terms and concepts applicable to clinical preventive medicine. Journal of Community Health 1982; 8 (1): 33-41

3. Alan Dever GE. Epidemiología y Administración de Servicios de Salud. Organización Panamericana de la Salud (Serie PALTEX), Organización Mundial de la Salud, 1991

4. Guerrero R, González CL y Medina E. Epidemiología. Fondo Educativo Interamericano, Bogotá 1981

5. McWhinney IR. Medicina de Familia. Editorial Mosby Doyma, 1995

6. Gruber F. Análisis de Riesgos en Medicina Familiar. Médico de Familia 1995; 4 (2-3):7-14

7. Wallace RB, Wiese WH, Lawrence RS, Runyan JW and Tilson HH. Inventory of knowledge and skills related to disease prevention and health promotion. Am J Prev Med 1990; 6 (1): 51-56. Actualizado en la página de la Association of Teachers of Preventive Medicine (www.atpm.org/publications/inventory/inventory 1.htm) (Fecha de consulta: 22-7-2005)

8. Coultas D, Graham K, Montner P, Urbina C, Wallerstein N and Wiese W. Prevention. Health of the Public Curriculum. The University of New Mexico School of Medicine, Fall 1990

9. Cable T and Delaney MJ. Preventive Medicine Matrix as a Residency Curriculum Development Tool. Fam Med 1995; 27: 376-8

10. Koch-Weser D. The Place of the Practice of Clinical Prevention in Health Care. Chapter 1 in: Handbook of Clinical Prevention. Vanderschmidt HF, Koch-Weser D and Woodbury PA, Editors. Williams and Wilkins, Baltimore, USA, 1987

11. Segall AJ. Foreword, in: Handbook of Clinical Prevention. Vanderschmidt HF, Koch-Weser D and Woodbury PA, editors. Williams and Wilkins, Baltimore, USA, 1987

12. Barker WH. The Epidemiologic Basis of Clinical Prevention. Chapter 2 in: Handbook of Clinical Prevention. Vanderschmidt HF, Koch-Weser D and Woodbury PA, editors. Williams and Wilkins, Baltimore, USA, 1987

13. Gruber FJ. Principios básicos para incorporar actividades preventivas en la atención médica primaria. Revista de la Facultad de Medicina (Universidad del Zulia) 1980; 12 (1-4): 225-232

14. Weed LL. Medical Records, Medical Education and Patient Care. Year Book Medical Publisher Inc, Chicago, 1971

15. Robbins LC and Hall JH. How to practice prospective medicine. Methodist Hospital of Indiana, Indianapolis. Citado por: Gruber FJ. Principios básicos para incorporar actividades preventivas en la atención médica primaria. Revista de la Facultad de Medicina (Universidad del Zulia) 1980; 12 (1-4): 225-232

16. U. S. Task Force on Preventive Services (www.ahrq.gov/clinic/pocketgd.htm) (Fecha de consulta: 23-7-2005)

17. Canadian Task Force on Preventive Health Care. Evidence-based clinical prevention. (www.ctfphc.org). (Fecha de consulta: 23-7-2005)

18. Guida ai servizi clinici di prevenzione. Programma Nazionale Linee Guida. Istituto Superiore di Sanitá (www.pnlg.it/tskfrc/intro_bib01.php) (Fecha de consulta: 23-7-2005)

19. Sociedad Española de Medicina Familiar y Comunitaria (SEMFYC) y Programa de Actividades Preventivas y de Promoción de Salud (PAPPS). (www.papps.org/actividades/conferencia.pdf) (Fecha de consulta: 23-7-2005)

20. Gruber FJ, Mármol M y Acosta N. El Caso Clínico-Epidemiológico. Médico de Familia 1999; 7 (2): 24-28

21. Stokes III J. The methods of clinical prevention. Chapter 3 in: Handbook of Clinical Prevention. Vanderschmidt HF, Koch-Weser D and Woodbury PA, editors. Williams and Wilkins, Baltimore, USA, 1987

## Anexo N° 1 al Capítulo IV. PROCEDIMIENTOS PREVENTIVOS POR GRUPOS DE EDAD

| PARÁMETROS | GRUPOS ETARIOS | | | | | |
|---|---|---|---|---|---|---|
| | 12-17 a | 18-24 a | 25-39 a | 40-59 a | 60-74 a | 75 y + |
| **PROCEDIMIENTOS Y LABORATORIO** | | | | | | |
| Peso | 24 m | 24 m | 24 m | 12 m | 12 m | 12 m |
| T A | 24 m | 24 m | 12 m | 12 m | 12 m | 12 m |
| Agudeza visual | 24 m | 48 m | 48 m | 48 m | 12 m | 12 m |
| Citología vaginal (sex. activa) | 24 m | 24 m | 12 m | 12 m | 24 m | 24 m |
| Senos | 24 m | 12 m | 12 m | 12 m | 12 m | 12 m |
| Talla | 24 m | 24 m | | | | |
| Examen deTiroides | 24 m | | | | | |
| Agudeza auditiva | | 24 m * | | | 12 m | 12 m |
| Hb-Hcto | | 48 m | 48 m | 48 m | 48 m | |
| Orina | | 24 m | 48 m | 48 m | 48 m | |
| Colesterol | | 48 m | 48 m | 48 m | 48 m | |
| VDRL | | 24 m | 24 m | 48 m | 48 m | |
| Toxoplasmosis (pre-nupcial) | | X | | | | |
| Sangre oculta en heces | | | | 12 m | 12 m | 12 m |
| Mamografía | | | | 24 m | 24 m | 12 m |
| Examen mental | | | | | | 12 m |
| **CONSEJOS ANTICIPATORIOS** | | | | | | |
| Alcohol, drogas, tabaco | X | X | | | | |
| Embarazo precoz | X | | | | | |
| Sexualidad | X | X | | | | |
| Interacción con los padres | X | | | | | |
| Comportamiento y rendimiento académico | X | X | | | | |
| Ejercicios | 24 m | 24 m | 24 m | 12 m | 12 m | |
| Visita anual al Odontólogo | 24 m | 24 m | 24 m | 12 m | 12 m | 12 m |
| Alimentación | 24 m | 24 m | 24 m | 12 m | 12 m | 12 m |
| Stress | | X | X | | | |
| Accidentes | | X | | | | |
| Planificación Familiar | | 24 m | 24 m | | | |
| ETS | | X | | | | |
| Accidentes/Alcohol/Cinturón de seguridad | | 24 m | 24 m | | | |
| Autoexamen de los senos | | X | X | X | | |
| Riesgos para enfermedad coronaria | | | X | | | |
| Menopausia | | | | X | | |
| Jubilación | | | | X | | |
| Nido vacío | | | | X | | |
| Entretenimiento | | | | X | | |
| Laborterapia | | | | X | | |
| Preparación para el retiro | | | | | X | |
| Caídas | | | | | X | X |

Leyenda:   a: años   m: meses      *: si hay factores de riesgo                NER/CMA

## Anexo N° 2 al Capítulo IV
## Hoja de Resumen para Análisis de Riesgos

---

### A. Provenientes del Grupo Humano:

---

1. **Riesgos Biológicos:**
    1.1 Antecedentes Hereditarios:
       a) Hipertensión Arterial
       b) Enfermedad Coronaria
       c) Diabetes Mellitus
       d) Esquizofrenia
       e) Cáncer de Mama
       f) Cáncer de Cuello Uterino
       g) Cáncer de Próstata
       h) Cáncer de Vías Digestivas
       i) Cáncer de Pulmón

    1.2 Edad y sexo
    1.3 Antecedentes Personales

2. **Riesgos Culturales:**
Hábitos dietéticos (grasas saturadas)
Hábitos de ejercicio físico (sedentarismo)
Hábitos de consumo de drogas:
       a) Tabaco
       b) Alcohol
       c) Otras

2. **Riesgos Psicosociales:**
    a. Provenientes de la familia (SACIR, educación sexual, normas familiares, valor cultural de la educación).
    b. Provenientes del trabajo (SOAP, perfil de vida)

---

### B. Provenientes del Medio Ambiente

---

1. **La casa:**
Tipo de Construcción
Hacinamiento
Agua, Basura y Excretas

2. **El Trabajo:**
    2.1. Riesgos Físicos:
       a) Esfuerzos (hernias, lumbalgias, bursitis, etc.)
       b) Tipo de trabajo (prevención de accidentes)
    2.2. Riesgos de ruido (prevención de sordera)
    2.3. Exposición a sustancias nocivas.

# CAPÍTULO V

# INTEGRALIDAD EN ACCIÓN: PROMOCIÓN DE CAMBIOS DE CONDUCTA

HERRAMIENTA N° 8:
EL MODELO DE LAS ETAPAS DEL CAMBIO DE CONDUCTA (1)

Hemos comentado previamente la importancia de los cambios saludables en el estilo de vida (cambios de conducta) para la prevención de enfermedades y mantenimiento de salud, y de la asistencia al paciente con ese fin, por parte del médico (2, 3, 4). A factores relacionados con el estilo de vida se ha llegado a atribuir más del 50 % de la mortalidad prematura asociada a las 10 primeras causas de mortalidad en los Estados Unidos (5). Y aunque no dispongamos de estimaciones tan precisas, es de común aceptación la importancia de estos factores (estilo de vida, hábitos, conductas) en la génesis de importantes problemas de salud en países como Venezuela.

La Asociación de Profesores de Medicina Preventiva (ATPM), al definir los conocimientos y habilidades necesarios para el trabajo del médico en la prevención de la enfermedad y la promoción de la salud (2), incluye entre los fundamentales aquellos relacionados con la interacción médico-paciente, asumiendo que:

a) La teoría sobre la relación entre conducta y salud, y las estrategias de modificación de conductas adversas, tienen aplicabilidad directa en la prevención de la enfermedad y la promoción de la salud, y

b) La consejería y educación del paciente son componentes integrales de la práctica clínica, por lo cual el médico tiene la necesidad de aprender acerca de: la importancia esencial de una relación médico-paciente basada en la colaboración; los recursos de apoyo con que cuenta el individuo en su familia y comunidad; los factores que influyen para que el paciente asuma o deje de asumir conductas saludables, y para que se adhiera o no a las recomendaciones del médico; el seguimiento del paciente y la evaluación de resultados; y la relevancia de las diferencias interculturales.

El estilo de vida y las conductas relacionadas con la salud son de la mayor importancia no sólo en la prevención clínica, sino también en el manejo curativo o remedial de la enfermedad, y de manera especial en el de enfermedades crónicas de alta prevalencia en la actualidad (hipertensión, diabetes, osteoartrosis, obesidad, ateroesclerosis, entre otras), en las cuales los hábitos del paciente (alimentación, ejercicio, tabaquismo, manejo del stress, etc.) juegan un papel de igual o mayor importancia que la terapéutica farmacológica. Por otra parte, existen situaciones en que determinados aspectos del estilo de vida se constituyen en sí mismos en problemas de salud, como en el caso de las adicciones (especialmente al alcohol y otras sustancias), que afectan con frecuencia de manera muy grave el status de salud de la persona y de su entorno, particularmente el de la familia.

El manejo de los asuntos relacionados con la conducta del paciente plantea muchas dificultades en la práctica clínica. Rollnick y col nos ilustran a través de un ejemplo la situación de estancamiento en que a menudo caemos tratando de lograr un adecuado control de pacientes con enfermedades crónicas, sobre todo cuando ese control depende de medidas no farmacológicas (6):

"Un hombre de 55 años que padecía de diabetes insulino-dependiente desde la edad de 11 años, había tratado de "vivir su vida" a pesar de su enfermedad, hasta el punto de ignorar la necesidad de monitorear adecuadamente sus niveles de glicemia, lo cual había afectado severamente su salud. Había perdido la sensibilidad en sus piernas, y tenía dificultades para caminar. Se le había aconsejado, docenas de veces, monitorear su glicemia, cuidar su dieta, hacer más ejercicio, etc. De hecho, ¡él podría haber escrito un buen folleto de recomendaciones para diabéticos! Pero hacía muy poco esfuerzo para cuidarse. Un día un médico y su enfermera decidieron enfocar el asunto de otra manera: no seguirían dedicándose a dar más consejos sobre cambios de conducta, sino que iban a enfocarse en conocer qué era lo más importante para él y en cómo se sentía respecto a la enfermedad. La comunicación entre ellos y el paciente mejoró en el transcurso de los meses siguientes. Se llegó a hacer conciencia de que según él no valía la pena ni eran posibles las medidas para controlar la enfermedad. Más tarde, él expresó que ese médico y esa enfermera "lo habían traído al mundo real". Su monitoreo de glicemia mejoró". (pág. 24)

La consejería en el ámbito de la atención médica busca principalmente ayudar al paciente a obtener información útil para el manejo de sus problemas y factores de riesgo, y a menudo implica un componente de persuasión, en el cual el médico le dice al paciente lo que debe hacer, y cómo lo debe hacer. Eso frecuentemente encuentra u origina resistencia, que se expresa en actitudes pasivas o en conductas más o menos activas. Rollnick y col. ilustran, de nuevo a través de un ejemplo, el tipo de diálogo que ellos llaman "Sí, pero..." que es común en estas situaciones (6):

"- Médico: Usted necesita reducir la grasa en su dieta. Debería evitar la comida frita, para empezar.
 - Paciente: Sí, pero los niños no se comen nada si no viene con papas fritas.

- Médico: Bueno, las papas fritas no son muy buenas para ellos tampoco, quizás todos ustedes podrían comer más platos con arroz o pasta.
- Paciente: Sí, pero nosotros somos una familia con hábitos muy arraigados cuando se trata de comer. Yo no puedo darme el lujo de poner en la mesa una comida que no se vayan a comer.
- Médico: Bueno, quizá podría comenzar usted a comer más frutas y vegetales para dar un buen ejemplo.
- Paciente: Bueno, yo sé que debería hacerlo, pero..." (pág. 26)

¿Qué es lo que hace tan difícil el cumplimiento, e incluso la aceptación del consejo del médico, conduciendo a éste a la frustración hasta el punto de minimizar (y hasta abandonar) la consejería en la práctica clínica? La respuesta es compleja y es objeto de mucha discusión, con más intensidad en el campo de las adicciones (alcoholismo, drogadicción, tabaquismo, etc).

Prochaska y DiClemente (1) propusieron un modelo teórico para entender cómo la gente cambia, al que se ha llamado Modelo de las Etapas del Cambio de Conducta, según el cual los individuos se mueven a través de una serie de etapas en su progreso hacia la superación de conductas problemáticas, y cada etapa requiere ciertas tareas y procesos necesarios para lograr el cambio (6, 7-9). Su comprensión permite que el médico (o terapeuta) se haga consciente de los cambios emocionales, cognitivos y de conducta que han ocurrido o deben ocurrir en las diferentes etapas para que el paciente progrese por ellas hacia el necesario cambio en el estilo de vida. Las etapas y su secuencia (8) se ilustran en la Figura Nº 1.

El modelo de Prochaska y DiClemente surgió de la investigación en conductas adictivas, en la cual se llegó a caracterizar el proceso de cambio que ocurre en un significativo porcentaje de pacientes con adicciones, proceso que es similar tanto cuando ocurre en forma natural como cuando es asistido profesionalmente. El modelo propuesto por estos autores es fundamentalmente descriptivo, en el sentido de que busca entender cómo ocurre el cambio más que por qué ocurre (7).

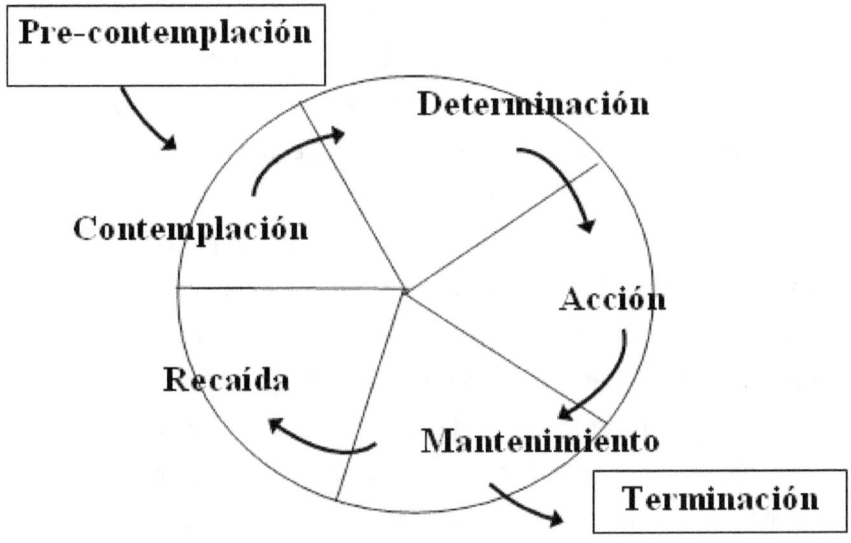

Figura N° 1. Modelo de las Etapas del Cambio de Conducta

A partir de este modelo se han generado instrumentos para evaluar la motivación individual y disposición al cambio, la cual no es considerada como un rasgo personal del paciente sino como resultado de procesos, entre los cuales la relación médico-paciente, o terapeuta-paciente, no es sino uno más. El modelo ayuda a definir las estrategias más efectivas para ayudar al paciente a progresar a través del proceso de cambio, independientemente de la etapa en que esté al comienzo de la consejería (9).

Rollnick y col. (6) plantean que hay tres conceptos básicos del modelo que permiten entender el proceso de cambio: la *disposición al cambio, la importancia y la confianza*. La primera (readiness, en inglés) es

111

considerada como un estado mental que resulta de un conjunto de elementos psicológicos, y su comprensión es muy útil para conocer el punto de partida en cada paciente y cada situación, lo cual permite establecer la estrategia en cada caso según el tipo de ayuda que se necesita. La disposición al cambio puede ser vista como un elemento que se ubica en cada caso y situación dentro de un continuum, uno de cuyos extremos es estar listo para el cambio y el otro no estar listo.

Rollnick y col. (6) definen los otros dos conceptos claves: la *importancia*, como el sentimiento de la persona de que el cambio en cuestión merece la pena (es la valoración que se da al cambio), y la *confianza,* como la percepción propia de la persona de que ella puede lograrlo. A esta última Miller (7) la denomina auto-eficacia, es decir, el sentirse capaz de lograr el cambio. Según Rollnick y col (6), cuando evaluamos la *importancia* del cambio y la *confianza* en el cambio, podemos entender la tercera y más importante condición, que es la *disposición al cambio.*

La *importancia* equivale al *por qué* y es la respuesta a las siguientes preguntas (6):

¿Vale la pena?
¿Por qué debería hacerlo?
¿Cómo me beneficiará?
¿Qué cambiará?
¿A qué costo?
¿Realmente quiero cambiar?

La *confianza* equivale al *cómo* y puede determinarse respondiendo a las siguientes preguntas (6):

¿Puedo?

¿Cómo lo haré?

¿Cómo podré soportar (o luchar con) x, y ó z?

¿Tendré éxito si cambio?

La *disposición al cambio* equivale al *cuándo* y responde a: (6)

¿Debo hacerlo ahora?

¿Tengo otras prioridades?

El modelo de Prochaska y DiClemente es una herramienta útil para la aplicación del Método Clínico Centrado en el Paciente, descrito anteriormente (capítulo III), porque permite profundizar en la experiencia personal del paciente (en este caso a propósito de una conducta considerada como problemática). Requiere para ser eficaz de una actitud de plena empatía por parte del médico, más aún en situaciones en que socialmente hay una tendencia a estigmatizar la conducta del paciente (alcoholismo, trastornos en la alimentación, p.ej.). Implica también en el médico o consejero una determinada orientación filosófica que Carl Rogers explica de la siguiente manera (10):

"El primer punto de importancia aquí es la actitud que tiene el consejero hacia la dignidad y la significación del individuo. ¿Cómo consideramos a los otros? ¿Vemos a cada persona como digna y meritoria por su propio derecho? Si sostenemos este punto de vista en el nivel verbal, ¿en qué medida se hace evidente...en el nivel conductual? ¿Tendemos a tratar al cliente como persona de mérito, o imperceptiblemente lo desvalorizamos a través de nuestras actitudes y nuestra conducta? ¿Nuestra filosofía es una de aquellas en las que es máximo el respeto por el individuo? ¿Respetamos su capacidad y su derecho a la auto-dirección, o creemos básicamente que nosotros guiaríamos mejor su vida?"

Para la mejor comprensión de las etapas del cambio de conducta propuestas en este modelo, es útil aplicar el ejercicio de evaluar la disposición al cambio a un problema específico. Lo haremos con el caso del consumo acentuado de alcohol, para lo cual utilizaremos frases tomadas de un cuestionario diseñado para ese fin (11):

a) Frases que describen a la etapa de PRE-CONTEMPLACIÓN:
"Yo no pienso que bebo mucho"
"Es una pérdida de tiempo el pensar sobre mi forma de beber"
"Para mí, no hay necesidad de pensar en cambiar mi manera de beber"
"Para mí no tendría sentido el beber menos alcohol"

b) Frases que describen a la etapa de CONTEMPLACIÓN:
"Yo disfruto bebiendo, pero algunas veces bebo mucho"
"Algunas veces pienso que debería beber menos"
"Me encuentro en un estado en que debería pensar en cambiar mi forma de beber"
"Algunas veces mi forma de beber es un problema"

c) Frases que describen la etapa de ACCIÓN:
"Estoy tratando de beber menos de lo que acostumbro"
"Yo acabo de cambiar mis hábitos de bebida"
"Mucha gente dice querer hacer algo respecto a la bebida, pero yo sí estoy haciendo algo al respecto"
"En este momento sí estoy cambiando mí hábito de beber"

El paciente en pre-contemplación no está considerando en absoluto la posibilidad de cambios en su hábito. El que está en contemplación, por su parte, está evaluando la posibilidad y el costo-beneficio (pros y contras) de hacerlo, así como si se considera capaz de hacer el cambio, y cómo este incidiría en su vida. Entre los beneficios que el paciente evalúa se encuentran, no hay que olvidarlo, los aspectos placenteros de la conducta en cuestión.

El modelo de Prochaska y DiClemente, aunque se desarrolló a partir del campo de estudio de las adicciones, es aplicable a cambios de conducta en diversos problemas propios de la práctica del médico de atención primaria: control de diabetes, hipertensión, dislipidemias, obesidad, sedentarismo, tabaquismo, hábitos sexuales riesgosos, trastornos de alimentación, consumo problemático de alcohol, cumplimiento de medicaciones (6). Al contribuir a comprender la experiencia del paciente respecto a sus hábitos de salud, y a evaluar su disposición al cambio y las barreras que se interponen, se constituye en una herramienta importante para el cuidado integral de nuestros pacientes en medicina familiar. Cuidado integral porque entiende al paciente como un todo, y no únicamente los aspectos biológicos de su enfermedad. E integral porque se ocupa por igual de los aspectos curativos y preventivos de la atención médica.

HERRAMIENTA N° 9:
EL ENFOQUE DE LA ENTREVISTA MOTIVACIONAL (12)

Dos ejemplos, representativos de dos maneras distintas de abordar una misma tarea de consejería en atención médica primaria, nos ayudarán a iniciar esta sección (6):

Ejemplo 1:

"- Médico: ¿Ha pensado usted en rebajar de peso?

115

- Paciente: Muchas veces, doctor, pero no creo que pueda lograrlo…por mi comodidad, mis huevos en el desayuno, el pollo frito en el almuerzo. Además, últimamente tengo que pasar mucho tiempo metido(a) en la casa.
- Médico: Eso le ayudaría con seguridad a bajar su presión arterial.
- Paciente: Yo sé, pero ¿qué hago cuando realmente me gustan mis dos huevos en el desayuno?   Es una tradición que viene de mi familia. [Suspiro profundo]…. siempre que vengo a esta clínica me dicen que tengo que rebajar.
- Médico: ¿No ha pensado en hacerlo de una forma gradual, por ejemplo, dejando uno de los dos huevos de la mañana por un tiempo, y ver cómo le va?
- Paciente: Sí, pero… ¿eso qué efecto puede tener?
- Médico: Poco a poco, cuando usted logre un objetivo, puede intentar otro más, y gradualmente su peso disminuirá.
- Paciente: Pero no en mi casa. Las tentaciones están por todos lados, usted debería ver la mesa de nosotros, solamente la mesa, en cualquier momento que usted quiera.
- Médico: ¿No le ha dicho a su pareja para quitar ese exceso de cosas de la mesa, sólo para hacerlo más fácil para usted?
- Paciente: Sí, pero…" (pág. 7)


Ejemplo 2:


"- Médico: ¿Ha pensado usted en bajar de peso?
- Paciente: Muchas veces, doctor, pero no creo que pueda lograrlo…por mi comodidad, mis huevos en el desayuno, el pollo frito en el almuerzo. Además, últimamente tengo que pasar mucho tiempo metido (a) en mi casa.
- Médico: No es fácil.
- Paciente: ¡Claro que no lo es!
- Médico: Alguna gente prefiere cambiar su alimentación, otros prefieren hacer más ejercicio. Las dos cosas ayudan a bajar de peso. ¿Qué piensa sobre eso en este momento?
- Paciente: No lo sé, realmente. Siempre que vengo a esta clínica me dicen que tengo que rebajar.
- Médico: Es como si siempre supiéramos lo que es bueno para usted ¿verdad? …es cuestión de salir del consultorio y uno, dos y tres, ya usted perdió peso, ¿no?
- Paciente: Exacto. Yo no sé si puedo cambiar mi alimentación en este momento. Antes yo acostumbraba hacer mucho más ejercicio, pero la vida cambió y ahora me da flojera.
- Médico: Bueno, yo no estoy aquí para criticarle a usted. Entonces, yo lo único que quiero hacer es entender cómo es que usted se siente realmente, y de qué maneras puede lograr bajar su presión arterial. ¿Piensa que no la hay en este momento?

- <u>Paciente</u>: Bueno, yo podría pensar en..." (pág. 7-8)

En el segundo ejemplo puede observarse la puesta en práctica de tres de los cinco principios básicos que Miller propone para guiar la metodología de la entrevista motivacional: *expresar empatía, evitar la controversia* y *manejar con tolerancia la resistencia* del paciente, lo cual no se observa en el primer ejemplo. Los otros dos principios básicos son: *desarrollar la ambivalencia* (que tienen muchos pacientes respecto a los pro y contras de la conducta que se desea cambiar) y *apoyar la confianza* del paciente en su capacidad y posibilidad de cambiar (12).

La entrevista motivacional ha sido definida como un estilo de consejería, directivo y centrado en el cliente a la vez, para motivar el cambio de conducta ayudando al paciente a explorar y resolver la ambivalencia. En este enfoque, el médico o consejero evita cuidadosamente caer en el clásico enfoque confrontacional en el cual él enfatiza la necesidad de cambiar mientras el paciente la niega. En lugar de buscar directamente la persuasión, el consejero busca sistemáticamente obtener del paciente, para reforzarlos, motivos para preocuparse y cambiar, manteniendo una cálida atmósfera de apoyo, favorable para la exploración de sus sentimientos de ambivalencia. La resistencia no es confrontada severamente, sino hábilmente desviada para animar al paciente a seguir explorando de manera abierta sus ideas y sentimientos. Subyacente a ese proceso está la meta de promover el desarrollo en el paciente de la discrepancia entre su conducta actual y las metas deseadas, basada en las evidencias de que tal discrepancia es un importante estímulo a cambios de conducta saludables (12).

La entrevista motivacional se ha convertido en un modelo de intervención breve para cambios de conducta. En el campo del abuso del alcohol hay evidencia de investigación que indica que es más efectiva que la no intervención, y que sus resultados son comparables a los resultados obtenidos con tratamientos más prolongados (8,12).

El enfoque de la entrevista motivacional se ha traducido en programas específicos de intervención, como el Tratamiento de Reforzamiento Motivacional (Motivational Enhancement Therapy, en inglés), propuesto por el Instituto Nacional de Abuso de Alcohol y Alcoholismo de los E.E.U.U (NIAAA) como una de las opciones para la intervención en problemas de alcohol (8). Este programa de tratamiento está diseñado para ser realizado en cuatro sesiones, característica que lo hace más accesible para ser aplicado como estrategia de intervención breve en atención médica primaria.

La entrevista motivacional fundamenta de manera importante sus principios básicos en los conceptos del modelo de las etapas del cambio de conducta de Prochaska y DiClemente. Miller plantea (8) que el cambio de conducta se promueve ayudando al individuo a progresar a través de las etapas de cambio, y que para ello es clave que el terapeuta se haga consciente de los movimientos que deben ocurrir a nivel emocional, cognitivo y de conducta para que el paciente tenga un verdadero progreso hacia el cambio. Según el, la intervención breve motivacional puede en muchos casos ser suficiente como catalizador de esos movimientos ó transiciones en el paciente, lo cual puede explicar que sus resultados sean similares a los de tratamientos más complejos y prolongados.

La entrevista motivacional, que surgió en el campo del alcoholismo, ha sido aplicada también a la intervención en otros problemas: tabaquismo, uso de heroína, diabetes, promiscuidad, dependencia a cocaína, y rehabilitación tras infarto al miocardio, obteniéndose ya algunos resultados prometedores (12).

El modelo de Prochaska y DiClemente, por un lado, es una herramienta que ayuda al médico de atención primaria a comprender la experiencia del paciente que amerita cambios de conducta relacionadas con la salud, así como también la experiencia que para él implica el proceso de cambio. La entrevista motivacional, por otro lado, le proporciona un enfoque y principios básicos útiles para promover el progreso del paciente hacia conductas más saludables. Ambas herramientas le ayudan a la comprensión de importantes situaciones de tipo psicosocial de gran importancia para el diagnóstico y manejo verdaderamente integral de una amplia variedad de problemas y riesgos de la salud, contribuyendo a la aplicación práctica del método clínico centrado en el paciente (12-14).

El diagnóstico de la disposición al cambio orienta la elección de las estrategias y tareas que se realizarán en la intervención motivacional. Para ilustrar esa complementariedad de ambas herramientas, presentamos como ejemplo el Anexo N° 1 (un protocolo para la intervención en casos de hábito tabáquico).

## BIBLIOGRAFÍA

1. Prochaska JO, DiClemente CC and Norcross, JC. In search of how people change: applications to addictive behaviors. American Psychologist 1992; 47: 1102-1114

2. Wallace RB, Wiese WH, Lawrence RS, Runyan JW and Tilson HH. Inventory of knowledge and skills related to disease prevention and health promotion. Am J Prev Med 1990; 6 (1): 51-56. Actualizado en la página de la Association of Teachers of Preventive Medicine

(www.atpm.org/publications/inventory/inventory   1.htm)   (Fecha   de consulta: 22-7-2005)


3. Koch-Weser D. The Place of the Practice of Clinical Prevention in Health Care. Chapter 1 in: Handbook of Clinical Prevention. Vanderschmidt HF, Koch-Weser D and Woodbury PA, Editors. Williams and Wilkins, Baltimore, USA, 1987

4. Segall AJ. Foreword, in: Handbook of Clinical Prevention. Vanderschmidt HF, Koch-Weser D and Woodbury PA, editors. Williams and Wilkins, Baltimore, USA, 1987


5. Alan Dever GE. Epidemiología y Administración de Servicios de Salud. Organización Panamericana de la Salud (Serie PALTEX), Organización Mundial de la Salud, 1991


6. Rollnick S, Mason P and Butler C. Health Behavior Change. A Guide for Practitioners. Churchill Livingstone, Edinburgh 1999

7. Miller WR. Why do people change addictive behavior? The 1996 H. David Archibald Lecture. Addiction 1998; 93 (2):163-172

8. Motivational Enhancement Therapy Manual. National Institute on Alcohol Abuse and Alcoholism (NIAAA). U.S. Department of Health and Human Services. Project MATCH Monograph Series, Volume 2, Rockville MD, 1995

9. May PA, Miller JH and Wallerstein N. Motivation and Community Prevention of Substance Abuse. Experimental and Clinical Psychofarmacology 1993; 1 (1-4): 68-79

10. Rogers CR. Psicoterapia Centrada en el Cliente. Editorial Paidós, Buenos Aires, 1977

11. Rollnick S, Heather N, Gold R and Hall W. Development of a short "readiness to change" questionnaire for use in brief, opportunistic interventions among excessive drinkers. Br J Addiction 1992; 87 (5): 743-754


12. Miller WR. Motivational interviewing: Research, Practice and Puzzles. Addictive Behaviors 1996; 21 (6): 835-842

13. McWhinney IR. The Need for a Transformed Clinical Method. Capítulo 1 en Communicating with Medical Patients, edited by Moira Stewart and Debra Roter. Sage Publications Inc., London, 1989

14. Levenstein JL et al. Patient-Centered Clinical Interviewing. Capítulo 8 en Communicating with Medical Patients, edited by Moira Stewart and Debra Roter. Sage Publications Inc., London, 1989

## Anexo 1 al Capítulo 5: Protocolo para Intervención Motivacional

| ETAPA DE CAMBIO | PROTOCOLO GENERAL | PROTOCOLO PARA HÁBITO TABÁQUICO |
|---|---|---|
| PRECONTEM-PLACIÓN (No está considerando de ninguna manera la posibilidad de cambiar) | META: Personalizar el riesgo 1)Crear una atmósfera de apoyo al cambio 2) Partir del conocimiento previo del paciente para construir una base adecuada de conocimiento sobre el problema | 1)Determinar riesgo personal de fumar, considerar otros factores de riesgo 2) Explicar factores de riesgo, relación con la enfermedad cardiovascular 3)Proveer lecturas informativas y de motivación (i.e, ¿ES USTED ADICTO AL CIGARRILLO?*) 4)Hacer lista de razones que el paciente tendría para dejar de fumar, reforzar esas razones (¿ESTA USTED LISTO PARA DEJAR DE FUMAR?*) 5)Programar el seguimiento |
| CONTEM-PLACIÓN (El paciente puede estar interesado en información que lo ayude a cambiar) | META: Incrementar la confianza (auto-eficacia) 1)Identificar la(s) conduc-ta(s) inadecuada(s) 2)Discutir la motivación al cambio (pros y contras) 3)Identificar posibles barreras al cambio, y soluciones 4)Establecer metas pequeñas | 1)Discutir motivación al cambio, reforzar decisión de dejar de fumar, hacer lista de razones para hacerlo (i.e, PROS Y CONTRAS, ¿QUÉ LO HACE A USTED FUMAR?)* 2) Identificar razones para continuar fumando, qué le gusta de fumar, cuál (es) es (son) la (s) más importante(s) 3) Analizar intentos previos de cambiar, resultados, tiempo sin fumar 4)Analizar hábito, desencadenantes, apoyos, barreras (i.e., elaborar un DIARIO)* 5)Acordar metas, que incluyan un sistema de recompensas 6)Programar el seguimiento |
| DETERMINA-CIÓN (Compromiso de cambiar en próximos 30 días, ha dado pequeños pasos preparatorios) | META: Iniciar el cambio 1)Animar pasos iniciales 2)Discutir intentos previos, qué funcionó y qué no 3)Acordar metas pequeñas | 1)Reforzar la decisión de dejar de fumar, establecer fecha 2)Asumir metas más específicas (p.ej., no fumar en el carro) 3)Practicar conductas alternativas a fumar: caminata, palillo de dientes, manualidad, p.ej. 4)Promover autorecompensas 5) Planificar estrategias para el día de dejar de fumar 6)Programar el seguimiento |
| ACCIÓN (Ha hecho esfuerzos notables por cambiar, por 4 semanas a 6 meses) | META: Compromiso con el cambio 1)Refuerzo continuo de la decisión 2)Reforzar la confianza (auto-eficacia) 3)Continuar estableciendo metas, a largo plazo 4)Animar la autorecom-pensa 5)Discutir posible recaída y cómo enfrentarla | 1)Reforzar y apoyar el cambio (REGIS-TRO CALENDARIO)* 2)Evaluar y redefinir metas específicas (llevar registro) 3)Reconocer y animar la auto-eficacia 4)Conversar sobre posible recaída y manera de enfrentarla (¿QUE HACER CUANDO ATACAN LAS GANAS?)* 5)Programar seguimiento según sea necesario |
| MANTENI-MIENTO (Ha integrado el cambio a su estilo de vida, | META: Integrar el cambio al estilo de vida 1)Discutir importancia de mantener el cambio 2)Reforzar el compromiso | 1)Continuar integrando a su estilo de vida hábitos libres del cigarrillo 2)Reforzar auto-recompensa, celebrar fechas claves del cambio 3)Considerar la posibilidad de servir de apoyo a otros pacientes que |

| | | |
|---|---|---|
| por 6 meses o más) | de cambio  3)Exploración continua de estrategias para mantener el cambio | quieren dejar de fumar |
| **RECAÍDA** (No es considerada una etapa del cambio, sino un evento que puede ocurrir en cualquier etapa) | **META:  Reforzar el compromiso con el cambio** 1)Reevaluar motivación y razones iniciales para cambiar  2)Hacer conciencia de que recaída no equivale a fracaso 3) Discutir las ideas del paciente sobre el mantenimiento del cambio 4)Reevaluar las barreras y nuevas estrategias para enfrentarlas | (*) Títulos de materiales de apoyo<br><br>(Traducido de Protocolo de la Escuela de Medicina de la Universidad de Nuevo Mexico, USA, basado en: "Changing for Good", de James Prochaska, John Norcross y Carlo DiClemente. Morrow, New York, 1994) |

# CAPÍTULO VI
# UN CASO CLÍNICO

## EXPLICACIÓN

En este capítulo expondremos un caso clínico, describiendo el proceso de atención y de elaboración de la historia clínica del paciente durante sus dos primeras consultas con el médico familiar. De esta manera, aspiramos a ilustrar con un ejemplo cómo puede utilizarse la Historia Clínica Orientada a Problemas (HOP) y aplicarse en la práctica las nueve herramientas mayores (descritas en los capítulos anteriores) con la finalidad de hacer realidad el principio de integralidad que la Medicina Familiar declara como uno de sus principales fundamentos. Hemos elegido el caso de un adulto joven, pero queremos insistir en que los mismos principios y herramientas tienen amplia aplicabilidad a cualquier caso, independientemente de la edad, sexo, o tipo de problema del paciente.

Al final del capítulo se incluye la historia clínica elaborada en esas dos primeras consultas, y para ejemplificar cómo la historia puede ser elaborada de manera progresiva, decidimos diferenciar la información registrada en la primera consulta de la registrada en la segunda, identificándolas con dos tipos distintos de letra: cursiva para la primera y cursiva negrita (bold) para la segunda. Con cierta frecuencia remitiremos al lector a revisar la información registrada en la historia clínica anexa; y a menudo haremos referencia a alguno de los capítulos anteriores, cuando comentemos la aplicación de las herramientas conceptuales mayores descritas en ellos, las cuales es oportuno enumerar ahora:

N° 1: Método Clínico Tradicional

N° 2: Método Clínico Centrado en el Paciente (MCCP)

N° 3: Modelo del Ciclo de Vida Individual

N° 4: Modelo del Ciclo de Vida Familiar

N° 5: Enfoque de Atención Primaria Orientada a la Familia

N° 6: Modelo de Niveles de Prevención

N° 7: Método de Análisis de Riesgos

N° 8: Modelo de Etapas del Cambio de Conducta

N° 9: Enfoque de la Entrevista Motivacional

PRIMERA CONSULTA

Se trata de José, un hombre de 31 años que asiste a consulta por primera vez en nuestro centro de Medicina Familiar a requerimiento de la empresa en la que trabaja, para una evaluación con propósito preventivo. El expresó su motivo de consulta de la siguiente manera: "Vengo a chequearme". Su médico de atención primaria le preguntó si había algún otro motivo para venir a consulta, a lo cual respondió que no.

Es de suma importancia, al comenzar la entrevista, facilitar y estimular que el paciente exprese todos los problemas que considere pertinentes o relacionados con la consulta médica. Esto es especialmente importante en la primera visita, porque ésta es crucial en el proceso de desarrollar el necesario vínculo de confianza entre el paciente y su médico. A veces, algunos pacientes mantienen una actitud cautelosa, sin decidirse a ser completamente francos respecto a las verdaderas motivaciones de su consulta; y a menudo nos sorprendemos cuando el paciente, una vez que se siente cómodo en la interacción con su médico luego de la primera fase de la entrevista, expresa el problema que realmente tiene para él la mayor importancia, el cual había omitido anteriormente ante la pregunta inicial sobre su motivo de consulta.

No fue éste el caso de José; sin embargo, cuando su médico insistió por segunda vez en preguntarle si tenía algún otro problema de salud que le preocupara, respondió: "Bueno…ese dolorcito de cabeza…". Eso llevó a su médico a preguntar por las características del dolor, y su importancia para el paciente.

Para establecer una atmósfera de confianza en la entrevista médica es necesario dejar sentado desde el principio, a través de una actitud de escucha, que los problemas y preocupaciones del paciente (síntomas, signos, necesidades, temores, expectativas) son el tema más importante. Es útil preguntar al paciente "¿Y qué más…?" por dos o tres veces, después que éste ha expresado su motivo de consulta. De esa manera comenzamos a aplicar los principios del Método Clínico Centrado en el Paciente (MCCP), nuestra herramienta mayor número dos, porque no sólo estamos buscando la información sobre síntomas y signos que necesitamos para definir un diagnóstico de enfermedad a través del método clínico tradicional, sino que comenzamos a diagnosticar también lo que la dolencia significa para nuestro paciente.

En el caso de José, cuando se le preguntó qué tanto le preocupaba esa cefalea, expresó que era a su esposa a quien le preocupaba, y que ella le había dicho varias veces que sería bueno que él se hiciera algunos estudios, una tomografía quizás, y le traía a la memoria el caso de una amiga de ambos que padecía de cefaleas y más tarde murió a causa de la rotura de un aneurisma cerebral. Pero a él, a José, eso le parecía una exageración. Unas cuantas preguntas más permitieron al médico descartar posibles señales clínicas de alarma en relación a la cefalea, y caracterizarla inicialmente como cefalea tensional. Para esa tarea, resultaron de gran utilidad las habilidades clínicas que se derivan del dominio de nuestra herramienta mayor número uno, el Método Clínico Tradicional.

Los datos obtenidos en esta fase de la consulta, en los primeros 7 ó 10 minutos, fueron reportados por el médico en la primera nota de evolución de la historia clínica de José siguiendo el formato SOAP que se utiliza en la historia clínica orientada a problemas (HOP), comenzando por la sección "Subjetivo" (precedida por la letra S), de la siguiente manera:

*NOTA DE EVOLUCIÓN  25-7-2006*
*Peso: 87,5 kg   Talla: 1,67 mts TA: 130-85 mmHg FC: 84x'*
*Agudeza Visual: normal*

*S: 1)" Vengo a chequearme"*
*    2) Cefalea occipital, moderada intensidad, "como pesadez",*
*vespertinas, 1-2 veces por semana, por 3 meses (esposa*
*preocupada por aneurismas)*

Debe notarse la muy breve y concisa manera de hacer el reporte en la hoja de evolución, lo cual es sumamente necesario en una consulta ambulatoria, en la que el tiempo es una variable limitante que hay que manejar con eficiencia. Nótese también que la nota de evolución tiene en su encabezado datos sobre los signos vitales, peso, talla y agudeza visual que fueron reportados por el servicio de enfermería antes de la entrada del paciente a la consulta con el médico. En este momento, registramos estos datos en la Hoja de Mantenimiento de Salud (HMS) (hoja número 3 de la historia clínica de José, anexa a este capítulo); y aprovechamos para registrar también en esa hoja algunos resultados de pruebas de laboratorio traídos por José, que le fueron realizadas como parte del protocolo de exámenes preventivos previsto para los trabajadores de la empresa en que trabaja. Así, comenzamos a utilizar la HMS como una hoja de evolución, en la que se registra el cumplimiento de parámetros clínicos, o procedimientos de diverso tipo, que se realizan periódicamente con fines preventivos o de seguimiento de problemas.

La primera consulta de cada paciente es también la mejor oportunidad para llenar otros dos formatos de la historia clínica: el Perfil de Vida (PV) y la Hoja de Examen Físico (HEF), tomando en cuenta que generalmente se dedica más tiempo a este primer encuentro (típicamente 30 minutos) que a las consultas sucesivas (15-20 minutos), y que para llenar estos formatos es necesario recabar información que es esencial para el conocimiento inicial integral de nuestro paciente. Con cierta frecuencia sucede que no alcanza el tiempo para completar estas dos hojas en el primer encuentro, sobre todo cuando el paciente viene planteando muchos problemas, o planteando un problema que requiere mucho tiempo para su atención inicial; en ese caso, podemos completarlas en una o dos consultas sucesivas. En el caso de José, la relativa simplicidad de su motivo de consulta nos ayudó a completarlas en el primer encuentro.

## El Perfil de Vida (PV)

En cuanto al PV, comenzamos por sus antecedentes familiares y personales, y luego de preguntar sistemáticamente por aquellos que consideramos pertinentes en relación a los problemas por él planteados y a la identificación de sus factores de riesgo, encontramos la siguiente información relevante: su padre de 57 años padece hipertensión arterial y sufrió un infarto al miocardio a los 54 años de edad, y su madre de 55 años es obesa. Y en cuanto a él, encontramos los antecedentes personales de sedentarismo y de haber padecido asma bronquial durante su infancia (ver historia clínica anexa).

Existen muchas maneras de abordar el llenado de la hoja del PV. Recomendamos comenzar por los antecedentes familiares y personales de enfermedades, y una vez completadas estas partes, proseguir buscando la información necesaria para el llenado en forma vertical de las columnas tercera, cuarta y quinta, que se relacionan respectivamente con: a) Lugares donde ha residido el paciente; b) Información sobre educación y trabajo; y c) Peso corporal a lo largo de su vida. Esta última información podemos registrarla en forma cuantitativa (kilogramos o libras) si el paciente o su familiar suministra el dato, o en forma cualitativa (por ejemplo, "O" para obeso, "N" para peso normal, o "D" si ha sido llamativamente delgado). Dentro del espacio de estas columnas, es conveniente que la información se registre en el nivel apropiado que le corresponde de acuerdo a la edad del paciente en las diferentes etapas de la vida (ver historia clínica de José, anexa).

Las próximas dos columnas, sexta y séptima, se enfocan en el desarrollo (tanto psicomotor como psicosocial) del paciente; la sexta columna incluye también una parte para registrar información sobre consumo alcohólico y tabáquico. En el caso de José, un hombre de 31 años, sería suficiente preguntar de manera general si tiene información sobre problemas relacionados con su gestación, nacimiento, y período perinatal; y si conoce haber tenido problemas en su desarrollo neurológico (sentarse, caminar, correr, hablar) en la niñez, o en su desarrollo puberal. Si el paciente fuese un niño pequeño, habría que hacer preguntas más específicas a los padres acerca de las habilidades psicomotrices propias de su edad actual; si constatamos que dicho desarrollo ha sido el esperado, marcamos con una tilde sobre cada una de las edades especificadas en esta columna. Y en caso de encontrar alguna anormalidad, la registramos en la columna "Hechos y Problemas de Salud" (octava columna). En el caso de José, reportamos normalidad en su desarrollo psicomotor y psicosocial, por una parte; el antecedente de hábito tabáquico desde los 17 años de edad, que en su edad actual ha llegado a ser de 10 cigarrillos diarios; y el antecedente de consumo de alcohol en forma recreacional durante los fines de semana, desde los 17 años de edad hasta el presente (ver historia clínica anexa).

Para completar la columna correspondiente al desarrollo psicosocial, necesitamos poner en funcionamiento los conceptos que nos aporta nuestra herramienta número tres, el Modelo del Ciclo de Vida Individual (ver Capítulo 3). En el caso de un paciente como José, aunque no se presenta con problemas mentales o psicosociales como motivo primario ni secundario de consulta, es necesaria y conveniente la aplicación de este modelo, porque de una manera sencilla nos permite obtener información básica para el conocimiento integral de nuestro paciente como persona. Una forma práctica y rápida de aplicarlo a todos los pacientes, que nosotros recomendamos, es la de enfocarnos en la etapa actual de vida de cada uno: todo paciente, independientemente de su edad, está atravesando por una etapa de su ciclo de vida que demanda transformaciones biopsicosociales, de allí que sea pertinente evaluar si la persona está experimentando dichos cambios de una manera adaptativa, o si por el contrario presenta dificultades para dicha adaptación.

En el caso de José, por ejemplo, estamos frente a una persona en la etapa de Generatividad vs. Estancamiento, la cual consiste primariamente según Ericsson en la dedicación a establecer y guiar la próxima generación, generalmente sus hijos. El ser humano maduro necesita ser necesitado, lo cual hace a la generación madura dependiente de la más joven en ese sentido. La generatividad es una etapa esencial en la evolución del individuo, y comporta un gran enriquecimiento personal. Cuando éste falta, se puede producir una situación de estancamiento y empobrecimiento personal. En el caso de José preguntamos si ha tenido hijos; si participa en actividades sociales, comunitarias, culturales, deportivas o religiosas; si está satisfecho con su vida laboral; y preguntamos cómo se siente respecto a lo que ha hecho con su vida. En sus respuestas percibimos buena adaptación y satisfacción respecto a esta fase del ciclo. Al evaluar de esta manera, sencilla pero muy pertinente, esta faceta de nuestro paciente, obtenemos una información básica sobre él como persona.

La información así obtenida es útil para comprender mejor los problemas que presentan nuestros pacientes, independientemente de la naturaleza o severidad de aquellos: trátese de problemas predominantemente psicosociales (depresión, ansiedad, alcoholismo, por ejemplo), o de problemas de origen o expresión principalmente biológicos (diabetes, cáncer, cardiopatías, alergias, etc.), el conocimiento de la persona es muy útil para comprender mejor su problema y para orientar su tratamiento. En el caso de pacientes como José, con un estado de salud básicamente bueno, pero con presencia de factores de riesgo, conocer y comprender a la persona que tenemos enfrente nos ayuda a orientar mejor nuestras estrategias preventivas. Es así como, al ayudarnos a conocer a la persona, el Modelo del Ciclo de Vida Individual facilita la aplicación de la herramienta número dos, el Método Clínico Centrado en el Paciente (MCCP).

La aplicación de nuestra herramienta número cuatro, el Modelo del Ciclo de Vida Familiar, amplía la perspectiva de nuestro conocimiento de la persona incluyendo a su entorno primario (la familia), y tiene los mismos fines y las mismas ventajas que la aplicación del Modelo del Ciclo de Vida Individual. Aunque no está representada expresamente en el formato del Perfil de Vida, es fácil aplicar esa perspectiva a nuestro paciente, con estrategias de investigación sencillas para comprender la manera, adaptativa o no, en que la familia de nuestro paciente está atravesando la fase actual de su evolución como grupo. Esta comprensión es también de gran utilidad para la aplicación de la herramienta número cinco, el Enfoque de Atención Primaria Orientada a la Familia.

En el caso de José, su familia está en la etapa denominada Familia con Hijos Pequeños (su hijo mayor tiene 6 años y va a comenzar la educación primaria); el proceso emocional propio de esta fase está concentrado en la incorporación de los hijos en el sistema familiar, y las tareas de desarrollo propias de ella son: a) El ajuste de la pareja para crear espacio para los hijos en el sistema; b) Asumir el nuevo rol de padres, y c) Ajustes en las relaciones con la familia extendida para definir los roles de padres y abuelos. Al preguntar a José cómo les va con la crianza de los hijos, a través de una pregunta general seguida por dos o tres más orientadas a obtener información más específica sobre las tareas de desarrollo mencionadas, llegamos en primera instancia a la conclusión de que no hay indicios de trastornos significativos en la adaptación de su familia a esta etapa. Estos datos amplían nuestro conocimiento del paciente, haciéndolo más integral.

Hemos recomendado aplicar esta perspectiva evolutiva (tanto individual como familiar) a todos los pacientes, enfocándonos en las etapas actuales que viven el paciente y su familia. Esto es algo que puede hacerse de manera relativamente sencilla y sin gran consumo de tiempo, en la consulta de un médico generalista. Por otro lado, hay situaciones particulares en las que los problemas planteados por el paciente o la familia requieren, para su compresión, indagar sobre la experiencia vivida en etapas previas e interpretarla en función de la situación actual, lo cual requerirá más habilidad y tiempo por parte del médico; aunque esto no es necesario en la mayoría de los pacientes, es de gran utilidad estar preparados para ello con el entrenamiento necesario, lo cual consideramos perfectamente posible en la formación académica de un médico familiar.

En resumen, los Modelos del Ciclo de Vida Individual y Familiar (herramientas mayores números tres y cuatro), nos ayudan a contar con una metodología sencilla, aplicable en medio de las limitaciones de tiempo de una consulta ambulatoria, para conocer a nuestro paciente y su familia. Aunque pueden ser utilizados en muchas situaciones y momentos, el proceso de elaboración del Perfil de Vida brinda uno de los momentos más apropiados para su utilización; entre otras cosas, su aplicación proporciona información pertinente que podemos registrar en la columna "Hechos y Problemas de Salud", tal como podemos apreciar en la historia clínica de José, anexa a este capítulo.

## El Examen Físico (EF)

A continuación, procedimos a practicar a José un examen físico completo, otro elemento básico en la evaluación inicial de nuestros pacientes, el cual fue completamente normal (ver historia anexa). En el formato del examen físico, marcamos con una tilde todas las áreas examinadas en las que no encontramos ninguna anormalidad. En caso de que hubiésemos encontrado alguna, entonces señalaríamos el área en la que ésta estuviese ubicada haciendo un círculo sobre el número que le corresponde, y describiríamos en forma clara y breve esa anormalidad en el espacio disponible a la derecha en el formato.

Por limitaciones de tiempo no siempre es posible realizar el examen físico completo en la primera consulta. En ese caso podemos hacer el examen de una o varias de las áreas, de acuerdo a la importancia que tengan para evaluar la situación o los problemas planteados por el paciente, dejando las otras áreas para una consulta sucesiva. Ocasionalmente, la interacción inicial con el paciente consume tanto tiempo, que no permite siquiera comenzar este examen en la primera consulta. En todo caso, por ser un elemento tan esencial de la evaluación inicial, recomendamos que el examen físico sea completado a más tardar en la tercera consulta.

Por otro lado, en una consulta de Medicina Familiar, caracterizada por la continuidad de atención al paciente, no es necesario practicar el examen físico completo en todas las consultas sucesivas. Recomendamos, atendiendo a criterios de costo-efectividad, enfocarnos en estas consultas en el examen selectivo de aquellas áreas en las que podemos encontrar signos físicos cuya identificación sea pertinente, para el seguimiento de los problemas del paciente o para evaluar su estatus de riesgo.

En este punto de la consulta inicial, tenemos datos suficientes para continuar nuestra primera nota de evolución, siempre atendiendo al criterio de concisión y brevedad para un mejor aprovechamiento del tiempo. Procedemos a anotar los datos propios de la sección "Objetivo" (precedidas por la letra O), y nuestras "Apreciaciones diagnósticas" (precedidas por la letra A). En este caso fue como sigue:

*NOTA DE EVOLUCIÓN*   *25-7-2006*
*Peso: 87,5 kgs Talla: 1,67 mts TA: 130-85 mm Hg FC: 84x'*
*Agudeza Visual: normal*
  *S: 1) "Vengo a chequearme"*
    *2) Cefalea occipital, moderada intensidad, "como*
         *pesadez", vespertinas, 1-2 veces por semana, por*
         *3 meses (esposa preocupada por aneurismas)*
  *O: Ver Hoja de Examen Físico y HMS*
  *A: 1) Higiene del Adulto*
     *2) Cefalea tensional*
     *3) Obesidad*
     *4) Consumo riesgoso de alcohol*
     *5) ¿Dislipidemia?*

Cuando hay más de un diagnóstico, como en este caso, recomendamos registrar en primer lugar aquel que tiene más importancia en la motivación de la consulta de ese día. Esta vez, la principal razón que motivó que el paciente acudiera fue la realización de una evaluación preventiva prevista en el protocolo de atención preventiva a los trabajadores de su empresa; de allí que "Higiene del Adulto" sea señalado en primer lugar, resaltando de esa manera la motivación fundamentalmente preventiva de la consulta.

Las apreciaciones diagnósticas que registramos en la sección "A" deben estar expresados en los términos que más específicamente puedan definir el (los) problema(s) del paciente. Aunque lo ideal, con fines de clasificación de morbilidad y motivos de consulta, sería registrar diagnósticos muy específicos, debemos aceptar el hecho de que en muchas ocasiones eso no es posible. Por ejemplo, en el caso de un paciente que se queja de dolor abdominal, el cual cede después sin que se llegue a determinar razonablemente una causa específica, el registro "Dolor abdominal" puede ser la forma más apropiada de registrar nuestra apreciación diagnóstica, porque creemos preferible registrar un dato cierto (la presencia de dolor abdominal) que aventurarnos a registrar diagnósticos más específicos en base a conjeturas de valor dudoso. Además, el carácter autolimitado y la relativa poca gravedad de muchas dolencias frecuentemente manifestadas por nuestros pacientes, hace a menudo irrelevante y hasta inconveniente someter al paciente a evaluaciones adicionales. Este tipo de situaciones son bastante frecuentes en la práctica de la atención médica primaria.

La Lista de Problemas (LP)

En este momento, también tenemos información suficiente para comenzar a llenar el formato "Lista de Problemas". Como dijimos en el Capítulo 2, recomendamos incluir en esta lista aquellas condiciones de larga duración que requieren atención en cualquier momento que el paciente asista a consulta, y de interés permanente para su manejo. También pueden incluirse: problemas persistentes aún sin diagnóstico, problemas que aún no siendo crónicos han originado varias consultas en el paciente, factores de riesgo de mucha relevancia (por ejemplo, hábito tabáquico) y problemas que no son crónicos, pero pueden ser importantes para el manejo del paciente, como traumatismos recientes que requirieron cuidadosa atención médica. Una manera bastante apropiada de explicar qué tipo de problemas deberían incluirse en esta lista sería: todo aquello que nos gustaría que supiese un colega a quien le corresponda atender a nuestro paciente, con limitaciones de tiempo y de información, en una situación de emergencia.

Para cada problema, anotamos la fecha en la que decidimos incluirlo en la lista, y la edad que tenía el paciente cuando ese problema comenzó (en el caso de que se conozca ese dato). En el caso de José, en esta primera consulta, nosotros decidimos incluir tres problemas en la lista, a saber: la Obesidad, el Consumo riesgoso de alcohol, y el Hábito tabáquico. Como se puede ver, no incluimos en la Lista de Problemas todas las apreciaciones diagnósticas por no cumplir con los criterios recién señalados, o por estar pendiente su comprobación, como sería el caso de la dislipidemia (ver historia clínica anexa).

Cumplida en la primera consulta esta fase de conocimiento inicial y evaluación del paciente, pasamos a decidir el plan de manejo, lo anotamos en la sección "Planes" de la nota de evolución (la cual está precedida con la letra P), y de esa manera se completa dicha nota:

*NOTA DE EVOLUCIÓN 25-7-2006*
*Peso: 87,5 kgs Talla: 1,67 mts TA: 130-85 mmHg FC: 84x'*
*Agudeza Visual: normal*

S: 1)" Vengo a chequearme"

2) Cefalea occipital, moderada intensidad, "como

pesadez", vespertinas, 1-2 veces por semana, por

3 meses, (esposa preocupada por aneurismas)

O: Ver Hoja de Examen Físico y HMS

A: 1) Higiene del Adulto

2) Cefalea tensional

3) Obesidad

4) Consumo riesgoso de alcohol

5) ¿Dislipidemia?

P: T: Acetaminofén 500 mgs c/6 horas SOS (dolor) (Máximo: 6 tabs/día)

D: Perfil lipídico/ Nuevas mediciones de TA

Educ: Importancia de nuevo control/Muy baja probabilidad de aneurisma/ Atención en Medicina familiar

Disp: consulta en 10 días (TA, tabaquismo)

Referido a Enfermería (TA: 3 veces en 1 semana)


La sección "Planes" (P) de la nota de evolución tiene a su vez cuatro partes: planes terapéuticos (T), planes diagnósticos (D), orientaciones educativas (Educ) y disposición del caso (Disp). En el caso de José, el plan terapéutico se limitó a recomendar un analgésico común como lo más adecuado en caso de que el dolor de cabeza llegase a ameritar medicación. El plan diagnóstico en esta primera consulta consistió en solicitar un perfil lipídico para evaluar mejor la significación como factor de riesgo del nivel de colesterol total reportado (203 mgs/dl), por una parte; y a solicitar la medición de la presión arterial en condiciones adecuadas por el servicio de enfermería, al menos en tres oportunidades durante la semana siguiente para evaluar la posibilidad de que el paciente tenga consistentemente niveles hipertensivos que constituyan un factor de riesgo.

En cuanto a las orientaciones educativas, en esta oportunidad se centraron en explicar a José la importancia de cumplir el plan diagnóstico ya expresado. En este caso, además, nos pareció importante dar una respuesta apropiada a la inquietud expresada por la esposa de José en relación a las cefaleas que él ha presentado. Aunque ella no estaba presente, pensamos que sería útil informarle a él sobre la ínfima probabilidad que existía de que sus temores sobre un aneurisma pudieran hacerse realidad, seguridad ésta que podíamos darle después de la evaluación clínica que hicimos; y además le invitamos a traer a su esposa a la próxima consulta para tratar el tema con ella si ambos lo consideraban pertinente. Este es un ejemplo del tipo de intervenciones sencillas que podemos hacer en el marco de nuestra relación con el paciente, si estamos conscientes de la necesidad y utilidad de estar atentos y explorar activamente el significado de la dolencia para él y su familia, tal como se plantea en el Método Clínico Centrado en el Paciente, expuesto en el capítulo tres. Muy a menudo, este tipo de intervenciones tienen un poderoso efecto terapéutico, en la medida en que responda adecuadamente a las necesidades, creencias, expectativas y temores que hayamos identificado en ellos.

Nuestra experiencia en la relación con pacientes nos motiva a hacer a continuación un pequeño ejercicio de imaginación sobre lo que podría ocurrir si no le prestamos la debida atención al significado de la dolencia para el paciente y la familia, así como a la manera en que ellos experimentan dicha dolencia. Supongamos que nosotros no hubiéramos promovido que se expresara la inquietud, atribuida por él a su esposa, sobre la cefalea, o que habiéndose ésta expresado espontáneamente la desestimáramos como ridícula en forma prematura. Es posible que cuando él comentase a su esposa nuestra posición al respecto, ella expresara dudas sobre nuestra sensibilidad o nuestra competencia clínica. Es posible también que, en caso de que la cefalea se hiciera más frecuente o más severa, esas dudas contribuyeran a socavar la confianza de José en su médico, lo cual su pareja probablemente promovería, tomando en cuenta que su creencia o temor no ha sido despejado. Es muy posible entonces que la historia continuase con José acudiendo a otro médico, y eventualmente, con la realización de tomografías u otros exámenes innecesarios. ¿Es posible que estas eventualidades ocurran? La respuesta es que ese tipo de situaciones la hemos visto muy a menudo en nuestra práctica médica. Una manera eficaz de evitarlas es mostrando a nuestros pacientes un genuino interés en comprender la manera en que ellos experimentan la dolencia e intervenir para despejar temores, aclarar creencias inadecuadas, ajustar expectativas y satisfacer necesidades, en la medida en que esto sea posible, razonable y ético. El Método Clínico Centrado en el Paciente (MCCP) es una poderosa herramienta que facilita esas tareas, incluso en medio de la ocupada práctica del médico de familia, en la que el tiempo a menudo es un recurso escaso.

Finalmente, dedicamos unos momentos en esta sección a informar a nuestro paciente sobre el contenido de la práctica de la medicina familiar, para trasmitirle el concepto de que en esta consulta pueden ser atendidos una amplia variedad de problemas agudos y crónicos, independientemente de la edad y el sexo del paciente. De esa manera, el paciente comienza a conocer la integralidad del servicio que su médico puede ofrecerle, y a entender que dichos servicios están dirigidos a toda la familia. Idealmente, podemos apoyar estas orientaciones con el suministro de material escrito que la persona pueda llevar a su casa para información de todos, o referencias de lectura sencillas y adecuadas, impresas o en línea.

Las orientaciones educativas son una parte esencial de nuestra intervención médica, por lo cual recomendamos que toda nota de evolución debe incluir al menos una. Es posible que nuestro plan de manejo (P) en una determinada consulta no amerite ninguna indicación terapéutica (T), ni farmacológica ni de otro tipo; y que no amerite la indicación de ningún procedimiento diagnóstico (D), ni de laboratorio ni de imágenes, por ejemplo; pero cualquier encuentro con el paciente debería incluir al menos una orientación educativa (Educ).

El plan de manejo finaliza con la disposición del caso (Disp). En esta oportunidad, ésta fue regresar a consulta dentro de 10 días. Nótese que en la nota de evolución, al lado de la disposición anotamos entre paréntesis dos asuntos que quisiéramos considerar en la próxima cita. Eso nos ayudará a orientar nuestro trabajo en ese próximo encuentro, manteniéndonos enfocados en los asuntos que consideramos prioritarios. En este caso se trata de la presión arterial, para evaluar las cifras que nos reporten en las nuevas mediciones que hemos solicitado; y el hábito tabáquico, el cual ya identificamos como un factor de riesgo al que decidimos prestar atención prioritaria. Se incluye también la referencia al Servicio de Enfermería, para las mediciones de la presión arterial. Finalmente, es en esta parte de la nota de evolución donde anotaríamos la referencia a otras especialidades, si ese hubiese sido el caso.

## SEGUNDA CONSULTA

Varios días más tarde José acudió a su segunda consulta, tal como lo habíamos acordado. Al momento de hacer el paciente su entrada al consultorio, la profesional de enfermería nos notificó que acababa de administrarle una dosis de toxoide tetánico, pues al hacer la evaluación de su historial de inmunizaciones, la última dosis de esta vacuna había sido aplicada hacía más de 10 años. A continuación, presentamos de forma resumida, en la correspondiente nota de evolución, la información que nos trajo el paciente y las apreciaciones diagnósticas que hicimos a partir de esos datos. Como hemos dicho al principio de este capítulo, los registros que hicimos en esta segunda consulta, los representaremos en letra cursiva negrita (bold), para diferenciarlos de los registrados en la consulta anterior, que están en letra cursiva normal:

***NOTA DE EVOLUCIÓN** **07-8-06***
***Peso: 83 kgs    TA: 130/80 mm Hg    FC: 82x'***
***Se aplicó una dosis de toxoide tetánico***
   ***S: 1) Viene para control***
      ***2) Mejoría de cefaleas***
      ***3)" Me gustaría dejar de fumar" "Muchos problemas en el trabajo"***
   ***O: Promedio de 3 tomas de TA: 130/84 mm Hg***
      ***Lab: Colesterol 201 mgs/dl HDL-Colesterol 49 mgs/dl Triglicéridos 173 mgs/dl LDL-Colesterol 117 mgs/dl***
   ***A: 1) Pre-hipertensión***
      ***2) Cefalea tensional (control)***
      ***3) Hábito tabáquico***
      ***4) Consumo riesgoso de alcohol***

Su nivel promedio de presión arterial justifica el diagnóstico de "Pre-hipertensión" y amerita la adopción de medidas de control no farmacológicas por parte del paciente, básicamente bajar de peso, la práctica de ejercicio y la disminución del consumo de sodio. Dedicamos unos minutos a explicar el significado de dicho diagnóstico y a reforzar la importancia que él mismo atribuía a las dos primeras estrategias de control, después de explorar brevemente el conocimiento de José sobre la hipertensión arterial. Decidimos que en lo sucesivo nos dedicaríamos a reforzar su información, motivación y práctica respecto de las tres medidas de control, con una periodicidad de 6 meses, y así lo registramos en su "Hoja de Mantenimiento de Salud" (HMS) (ver historia clínica anexa). Véase en dicho formato que los parámetros "Peso", "Presión arterial", "Alimentación" y "Ejercicio", los cuales tienen en los planes de mantenimiento de salud para individuos de esta edad una periodicidad asignada de uno o dos años para su seguimiento, en el caso de José tendrán una periodicidad asignada de cada 6 meses, una frecuencia mayor que se justifica por su obesidad y sus niveles de presión arterial. En las casillas de la HMS correspondientes a los parámetros "Peso" y "Presión arterial" registramos las cifras obtenidas en esta consulta, y en las de "Alimentación" y "Ejercicio" marcamos dos tildes como señal de que ese día fue cumplida la revisión y orientación respecto a esos dos parámetros (en ambos casos, en la columna correspondiente a la fecha de la consulta).

Por otro lado, el nivel de colesterol sanguíneo total fue encontrado por segunda vez discretamente por encima de los niveles considerados como óptimos (<200 mgs/dl). Sin embargo, la evaluación de su perfil lipídico demostró que el nivel de LDL-Colesterol (que fue de 117 mgs/dl) es aceptable para un hombre joven que presenta sólo dos factores mayores de riesgo cardiovascular, como son el antecedente de enfermedad coronaria prematura en un familiar de primer grado (su padre) y el hábito de fumar, por lo cual su riesgo cardiovascular en los próximos 10 años se puede considerar como moderado. Los niveles de LDL-Colesterol obtenidos, en un hombre joven con riesgo cardiovascular moderado a corto y mediano plazo, nos llevan a descartar en esta oportunidad el diagnóstico de "Dislipidemia". Sin embargo, los dos factores mayores de riesgo, aunados a otras condiciones presentes (pre-hipertensión y obesidad leve), justifican el monitoreo cercano de los factores de riesgo modificables presentes, los cuales de persistir y empeorar configurarían un cuadro de alto riesgo cardiovascular en pocos años. De allí que hayamos decidido asignar al parámetro "Colesterol" una periodicidad de cada 12 meses (la periodicidad habitualmente recomendada para individuos de esta edad es de 3 ó 4 años), y agregar a la HMS los parámetros "HDL- Colesterol" y "Triglicéridos" con la misma periodicidad.

Las consideraciones anteriores nos permitieron ir avanzando en el diagnóstico en cuanto al estatus de riesgo de nuestro paciente, el cual pudimos concluir en esta segunda consulta utilizando nuestras herramientas número seis y número siete: el Modelo de Niveles de Prevención y el Método de Análisis de Riesgos, como explicaremos más adelante.

A continuación, y luego de preguntar a José si no tenía algún otro problema que le interesase considerar en esta consulta, dedicamos la mayor parte de ésta a abordar dos asuntos que jerarquizamos desde el primer encuentro: el hábito de fumar y el consumo riesgoso de alcohol. Para ello, nos apoyamos en el uso de nuestras herramientas número ocho y número nueve, el Modelo de Etapas del Cambio de Conducta, y el Enfoque de la Entrevista Motivacional, respectivamente. La primera de ellas, propuesta por Prochaska y DiClemente nos ayuda a entender cómo las personas se mueven a través de varias etapas en su progreso hacia la superación de conductas problemáticas, y que cada etapa requiere ciertas tareas y procesos necesarios para lograr el cambio. Permite comprender los cambios emocionales, cognitivos y de conducta que han ocurrido o deben ocurrir en las diferentes etapas para que el paciente evolucione hacia el necesario cambio en el estilo de vida (ver capítulo V).

Por otra parte, el Enfoque de la Entrevista Motivacional fundamenta sus principios básicos en los conceptos del Modelo de Etapas del Cambio de Conducta y plantea que el cambio saludable se promueve ayudando al individuo a progresar a través de las etapas mencionadas. La entrevista motivacional, como estilo de consejería para motivar el cambio de conducta ayudando al paciente a explorar y resolver la ambivalencia, propone cinco principios básicos: expresar empatía, evitar la controversia, manejar con tolerancia la resistencia del paciente, desarrollar la ambivalencia (que tienen muchos pacientes respecto a los pros y contras de la conducta que se desea cambiar) y apoyar la confianza de éste en su capacidad para cambiar. Evita cuidadosamente el clásico enfoque en el cual el médico enfatiza la necesidad de cambiar mientras el paciente la niega. No busca directamente la persuasión sino obtener del paciente, para reforzarlos, motivos para preocuparse y cambiar, manteniendo una atmósfera de apoyo, favorable para la exploración de sus sentimientos de ambivalencia. La resistencia no es confrontada severamente, sino hábilmente desviada para animar al paciente a seguir explorando de manera abierta sus ideas y sentimientos. De ese modo se busca ayudar al paciente a reconocer íntimamente la discrepancia entre su conducta actual y las metas deseadas. Provistos de estas herramientas, nos dispusimos a abordar con José el tema de su hábito de fumar, procurando evaluar su disposición al cambio. El diálogo que se produjo lo podríamos resumir de la siguiente manera:

*"Médico: José, hoy en día es reconocido que el hábito de fumar ocasiona daños a la salud…. ¿qué piensas tú al respecto?*

*José: Bueno… yo he oído que afecta los bronquios… que produce cáncer…infartos…*

*Médico: Alguna gente no cree en esas cosas….*

*José: Porque a veces hacemos como el avestruz…escondemos la cabeza en el suelo porque creemos que así no nos pasará nada. Ahora… yo sé que el cigarrillo es dañino si uno fuma mucho…una, dos cajas… ¿me afectará mucho a mí que fumo poco?...*

*Médico: ¿Cuánto?*

*José: Bueno… unos seis al día…*

*Médico: Antes me has dicho que diez…y que a veces más… ¿cuál es la realidad, en tu caso?*

*José: Uhmmm…. sí, en verdad como diez…a veces un poco más…*

*Médico: Hoy en día se sabe que cualquier cantidad que fumemos ocasiona daños a la salud. Naturalmente, mientras más cigarrillos, peor….*

*José: Sí, en realidad a menudo pienso en que no debería fumar. Además, los dedos se me han puesto un poco amarillos…y a mi esposa no le gusta, por el olor…"*

Este breve diálogo inicial nos ha permitido reconocer que, a nivel cognitivo, José maneja algunos elementos de valoración negativa del tabaco, por sus efectos sobre la salud. Pero necesitamos explorar un poco más acerca de su posible disposición al cambio, conociendo mejor la importancia que él le da a esa valoración negativa, y la ambivalencia que pudiera estar manejando acerca del asunto:

147

*"Médico: ¿Conoces casos de personas a quienes el cigarrillo les haya afectado su salud?*

*José: Sí…mi papá, cuando le dio el infarto él fumaba, y el médico le dijo que tenía que dejar ese hábito…y el lo dejó. Claro, el fumaba más que yo, una caja o caja y media… Yo fumo menos… ¿podría afectarme menos?*

*Médico: Cualquier cantidad que uno fume aumenta el riesgo de que uno sufra un infarto. Y además el cáncer, la bronquitis… Y si uno fuma en casa, afecta también a los hijos, y a la esposa, que se convierten en fumadores pasivos….*

*José: Uhmmm…*

*Médico: Ok, sabemos que el fumar hace daño…entonces, ¿por qué crees tú que la gente fuma?*

*José: Bueno… en mi caso, creo que fue que me acostumbré desde muchacho, cuando nos reuníamos a conversar fumábamos…todavía hoy, cuando converso con amigos saco un cigarro.*

*Médico: Parece que asocias conversar con fumar ¿no?... quizás te da placer…pero ¿qué otras cosas buenas encuentras en el cigarrillo?*

*José: ¿Cosas buenas?*

*Médico: Bueno, cuando a uno le gusta hacer algo, debe ser que hacerlo le proporciona algo…algo agradable, por ejemplo…*

*José: Bueno, sí… a mí me relaja. Fumo más los días de trabajo, a la hora de almuerzo, creo que me relaja… y en la casa en la tarde cuando llego cansado, estresado…Hay mucha presión en el trabajo, yo trabajo con números, tengo que entregar reportes…*

*Médico: Ok, José. Me gustaría que retomáramos el punto en una próxima visita. Sobre todo porque encontramos otros factores: tu presión un poco elevada, el sobrepeso… Cuando regreses, me gustaría que me comentaras un poco más sobre los pros y los contras de fumar, ¿te parece?*

*José: Ok"*

En esta consulta, tratamos de aplicar tres de los principios del enfoque de la entrevista motivacional: expresar empatía, evitar la controversia, y desarrollar la ambivalencia que José maneja acerca de su conducta como fumador. Como resultado, sabemos que él se encuentra en la etapa de contemplación, en la cual el paciente está considerando la posibilidad de cambiar, de acuerdo al modelo de Prochaska y DiClemente; según estos autores, cuando el paciente se encuentra en esta etapa las estrategias más efectivas son expresar empatía, jugar con la resistencia evitando caer en un círculo vicioso de confrontación, promover el desarrollo de la ambivalencia de la persona respecto a la conducta no saludable en cuestión (fumar, en este caso), reforzar la información sobre las consecuencias negativas de fumar, y fomentar la confianza del paciente en sus posibilidades de cambiar esa conducta. Conocer lo anterior nos permite decidir que en la próxima consulta nos enfocaremos en el desarrollo de la ambivalencia, y en comenzar a explorar sus ideas acerca de su propia eficacia para cambiar.

Con un enfoque similar abordamos brevemente el tema de su hábito de consumo de alcohol, el cual previamente consideramos como consumo riesgoso. En este caso nos encontramos una situación diferente: el paciente se encuentra satisfecho con su conducta presente, y no expresó ninguna idea sobre la necesidad de cambiar su manera de beber. Preguntado sobre los efectos del alcohol sobre la salud, dijo que estos sólo tienen importancia cuando el paciente se hace dependiente físicamente del alcohol, y cuando éste afecta al hígado. Negó que el alcohol haya ocasionado hasta ahora ningún menoscabo a su salud, y no cree que esto pueda suceder en el futuro. Llegamos a la conclusión de que, respecto a esta conducta no saludable, José se encuentra en la etapa de Pre-Contemplación, en la cual la principal barrera para el cambio es que el paciente se encuentra satisfecho con su conducta. Considerando que una estrategia que podría ayudar a modificar la inexistencia de disposición al cambio es el suministro de información, le explicamos que el alcohol tiene un efecto hipertensivo y que su nivel de consumo está contribuyendo a tener niveles elevados de presión arterial.

En este momento de la segunda consulta, completamos la nota de evolución correspondiente, de la siguiente manera:

*NOTA DE EVOLUCIÓN 07-8-06*

*Peso: 83 kgs    TA: 130/80 mm Hg    FC: 82x'*

*Se aplicó refuerzo de toxoide tetánico*

*  S: 1) Viene para control*

*    2) Mejoría de cefaleas*

*    3)" Me gustaría dejar de fumar" " Muchos  problemas en el trabajo"*

*  O: Promedio de 3 tomas de TA: 130/84 mm Hg*

*  Lab: Colesterol 201 mgs/dl HDL-Colesterol 49 mgs/dl*

*  Triglicéridos 173 mgs/dl LDL-Colesterol 117 mgs/dl*

*  A: 1) Pre-hipertensión*

*    2) Cefalea tensional (control)*

*    3) Hábito tabáquico*

*    4) Consumo riesgoso de alcohol*

*      P:  T: Acetaminofén:  ídem*

*      Ed: Significado de A1/ importancia de ejercicio y bajar de peso/ pros y contras de fumar/ riesgos del alcohol*

*        Disp:  nueva consulta en un mes (tabaquismo) (consumo de sal)*

Tenemos ahora establecido el diagnóstico de Pre-hipertensión, el cual procedemos a incluir en la Lista de Problemas (ver historia clínica anexa). Y habiendo concluido en estas primeras dos consultas la evaluación inicial de nuestro paciente, estamos en condiciones de realizar el Análisis de Riesgos y completar el Plan de Mantenimiento de Salud. Para ello ponemos en acción nuestras herramientas número 6 (el Modelo de Niveles de Prevención), y número 7 (el Método de Análisis de Riesgos) (ver capítulo IV).

Para realizar el Análisis de Riesgos, utilizamos la segunda hoja de la historia clínica (Hoja de Análisis de Riesgos), en donde registramos los factores de riesgo que hemos identificado, y finalmente establecemos cuáles son las patologías o problemas a los cuales nuestro paciente está expuesto con alta o muy alta probabilidad, de acuerdo al número y/o la fuerza de dichos factores de riesgo. El análisis de riesgo que realizamos en el caso de José podemos observarlo en la hoja respectiva de la historia clínica anexa a este capítulo.

Basados en la evaluación integral realizada, y en especial en el análisis de riesgos que hemos hecho, podemos terminar de definir nuestro plan de mantenimiento de salud. Este incluye las intervenciones que planeamos realizar, periódicamente, en el mediano y largo plazo, para mantener la salud y prevenir enfermedades. Incluye el monitoreo de problemas y enfermedades crónicas a través de parámetros adecuados, consejería sobre esos problemas cuando es pertinente, e intervenciones de prevención primaria, secundaria o terciaria. Entre las intervenciones preventivas destacan las actividades de diagnóstico precoz, los consejos anticipatorios (generalmente destinados a promover el control de factores de riesgo), y las inmunizaciones. En los niños y adolescentes, es necesario incluir el monitoreo del crecimiento y desarrollo. En el caso de José, nuestro plan de mantenimiento lo podemos observar en el formato Hoja de Mantenimiento de Salud, en la historia clínica anexa. En esta segunda consulta incluimos nuevos parámetros y definimos la periodicidad de todos los que han sido incluidos, con la excepción del seguimiento y consejería del hábito de fumar y el consumo de alcohol; estos son problemas que pensamos seguir a muy corto plazo, y su periodicidad será definida en consultas sucesivas.

Para finalizar, esperamos que describir y comentar el proceso de atención y la elaboración de la historia clínica de este paciente, en sus dos primeras consultas, nos haya proporcionado las oportunidades necesarias para ilustrar la utilidad de las que hemos calificado como nueve herramientas mayores, las cuales utilizadas como partes de un engranaje intelectual potencian nuestra capacidad como médicos de hacer realidad el principio de integralidad, tanto a nivel de diagnóstico y comprensión de problemas y factores de riesgo, como a nivel de manejo de dichas situaciones. Profundizar el conocimiento y practicar el uso de esas herramientas debería ser a nuestro juicio, una tarea básica en el entrenamiento y la educación continua del médico de familia.

Existen múltiples herramientas teórico-prácticas que tienen utilidad para la práctica del médico familiar. Sin embargo, a nuestro juicio es conveniente jerarquizar las que hemos denominado mayores, o de primer orden, distinguiéndolas de otras que, aunque útiles, no tienen esa jerarquía, tal como hemos explicado en la introducción a este libro. Consideramos que esa jerarquización es necesaria para priorizar en el entrenamiento y la educación continua aquellas herramientas que sirven con mayor fuerza y profundidad a dos grandes objetivos básicos: a) Dotarnos de una perspectiva biopsicosocial para la comprensión y el manejo de problemas de salud, y b) Integrar en una misma práctica actividades de finalidad curativa y preventiva.

**ANEXO AL CAPÍTULO VI:**

**HISTORIA CLÍNICA**

## HISTORIA ORIENTADA A PROBLEMAS (HOP)

| DATOS GENERALES |
| --- |
| *José, 31 años* |

## LISTA DE PROBLEMAS

| No. | Fecha de Entrada | Edad | Breve descripción del problema | Resolu-ción | Código |
| --- | --- | --- | --- | --- | --- |
| *1* | *25-7-06* | *25 a.* | *Obesidad (IMC=31.3)* | | |
| *2* | *25-7-06* | *17 a.* | *Consumo riesgoso de alcohol* | | |
| *3* | *25-7-06* | *17 a.* | *Hábito tabáquico* | | |
| ***4*** | ***07-8-06*** | ***31 a.*** | ***Pre-hipertensión arterial*** | | |
| | | | | | |
| | | | | | |
| | | | | | |

| ANTECEDENTES GINECO-OBSTETRICOS: | ALERGIAS A MEDICAMENTOS: *Ninguna* |
| --- | --- |

## HOJA DE ANÁLISIS DE RIESGOS

| FACTORES DE RIESGO | RIESGO DE: |
|---|---|
| A. Provenientes del grupo humano:<br><br>1. Riesgos Biológicos:<br>Edad y Sexo:  **31 años, masculino** | **Abuso de sustancias Enfermedades de transmisión sexual Accidentes Crisis normativa (ciclo vital)** |
| Antecedentes Hereditarios:<br>**Enfermedad coronaria prematura**<br>**Obesidad**<br>**Hipertensión arterial** | |
| Antecedentes Personales:<br>**Pre-hipertensión arterial**<br>**Obesidad (IMC=31.3)**<br>**Sedentarismo** | **Hipertensión arterial Dislipidemia Enfermedad coronaria** |
| 2. Riesgos Culturales:<br>**Hábito de fumar**<br>**Consumo riesgoso de alcohol** | |
| 3. Riesgos Psicosociales:<br>**Ciclo vital: Generatividad vs Estancamiento**<br>**Familia con hijos pequeños** | |
| B. Provenientes del Medio Ambiente:<br>1. Casa: **Adecuada**<br>2. Trabajo: **Auxiliar de Contabilidad** | **Lumbalgia Cefalea Stress** |

## HOJA DE MANTENIMIENTO DE SALUD

| EDADES | PARÁMETROS | Periodicidad (meses) | FECHAS | | | | |
|--------|-----------|------|--------|--------|---|---|---|
| | | | 25-7-06 | 07-8-06 | | | |
| Todas las edades | PESO | 6 | 82.500 | 83.000 | | | |
| | PRESIÓN ART. | 6 | 130-85 | 130/80 | | | |
| | AGUDEZA VISUAL | 48 | DLN | | | | |
| | ALIMENTACIÓN | 6 | | √ | | | |
| | EJERCICIO | 6 | | √ | | | |
| | VISITA ODONT. | 12 | | | | | |
| Más de 18 años | Hb-Hto | 24 | 14.5 40% | | | | |
| | ORINA | 24 | DLN | | | | |
| | COLESTEROL | 12 | 203 | 201 | | | |
| | VDRL | 24 | No R | | | | |
| | HDL-COLEST | 12 | | 49 | | | |
| | TRIGLICÉRIDOS | 12 | | 173 | | | |
| | TABACO | | | √ | | | |
| | ALCOHOL | | | √ | | | |
| | ACCIDENTES | 12 | | | | | |
| | CINTURÓN DE SEGURIDAD | 12 | | | | | |
| | TRABAJO | 12 | | | | | |
| | FAMILIA | 12 | | | | | |
| | | | | | | | |
| | TOXOIDE TETAN. | 10 a | | √ | | | |
| | | | | | | | |

## PERFIL DE VIDA

**ANTECEDENTES FAMILIARES**
*Padre hipertenso que padeció infarto al miocardio a los 54 años de edad. Madre obesa*

**ANTECEDENTES PERSONALES Y HÁBITOS**
*Sedentarismo. Asma bronquial en la infancia*

| PERÍODO | EDAD | LUGAR | EDUCACIÓN TRABAJO | Peso (kgs) | DESARROLLO | | HECHOS Y PROBLEMAS DE SALUD |
|---------|------|-------|-------------------|------------|------------|------------|------------------------------|
| | | | | | PSICOMO-TOR | PSICO-SOCIAL | |
| 0-1 mes | | Mcbo | | N | 1 mes √ | Confianza vs Desconfianza básica | *Ninguno* |
| 1 mes a < 7 años | 3 a. | Mcbo | Pre-escolar | N | 2 m<br>6 m<br>1 año<br>2 años<br>4 años<br>6 años √ | Autonomía vs Sobrepro-tección<br><br>Iniciativa vs Culpa | *Asma bronquial de 4 a 9 años* |
| 7 a 12 años | 12 a. | Mcbo | 6° grado | N | √ | Industria vs Inferioridad | |
| 13 a 19 años | 17 a. | Mcbo | Bachiller | 71 kgs | HABITOS<br>Fu-mar / Alcohol<br>Sí / F/S | Identidad vs Confusión de Roles | 18 años: Primera novia |
| 20 a 34 años | 21 a.<br>23 a.<br>31 a. | Mcbo | T.S.U<br>Aux. de Contabili-dad | 83 kgs | 10/día | F/S<br><br>Intimidad vs Aislamiento | 24 años: Matrimonio con María (3 hijos) |
| 35 a 59 años | | | | | | Generativi-dad vs Estanca-miento | |
| 60 años o más | | | | | | Integridad vs Desespe-ración | |

## EXAMEN FÍSICO

1. Piel √

2. Cabeza √

3. Ojos √

4. ORL √

5. Boca √

6. Cuello √

7. Corazón √

8. Respiratorio √

9. Mamas √

10. Abdomen √

11. Genitales √

12. Ano-recto

13. Extremidades √

14. Neurológico y psíquico √

*25-7-06: Examen físico completo: NORMAL*

## NOTAS DE EVOLUCIÓN

_NOTA DE EVOLUCIÓN_  25-7-2006

_Peso: 87,5 kgs Talla: 1,67 mts TA: 130-85 mm Hg FC: 84x'_

_Agudeza Visual: normal_

_S: 1)" Vengo a chequearme"_

_2) Cefalea occipital, moderada intensidad, "como_

_pesadez", vespertinas, 1-2 veces por semana, por_

_3 meses (esposa preocupada por aneurismas)_

_O: Ver Hoja de Examen Físico y HMS_

_A: 1) Higiene del Adulto_

_2) Cefalea tensional_

_3) Obesidad_

_4) Consumo riesgoso de alcohol_

_5) ¿Dislipidemia?_

_P:  T: Acetaminofén 500 mgs c/6 horas SOS (dolor)_

_(Máximo: 6 tabs/día)_

_D: Perfil lipídico/ Nuevas mediciones de TA_

_Educ: Importancia de nuevo control/ Muy bajo riesgo_

_de aneurisma_

_Disp: consulta en 10 días (TA, tabaquismo)_

_Referido a Enfermería (TA: 3 veces en 1 semana)_

_Dr. N. E. Romero_

**_NOTA DE EVOLUCIÓN_ 07-8-06**

**_Peso:83 kgs    TA: 130/80 mm Hg    FC: 82x'_**

**_Se aplicó refuerzo de toxoide tetánico_**

**_S: 1) Viene para control_**

**_(continúa)_**

2) *Mejoría de cefaleas*

3)*" Me gustaría dejar de fumar" "Muchos  problemas en el trabajo"*

 O: *Promedio de 3 tomas de TA: 130/84 mmHg*

   *Lab: Colesterol 201 mgs/dl HDL-Colesterol 49 mgs/dl Triglicéridos 173 mgs/dl LDL-Colesterol 117 mgs/dl*


 A: *1) Pre-hipertensión*

   *2) Cefalea tensional (control)*

   *3) Hábito tabáquico*

   *4) Consumo riesgoso de alcohol*

 P:  *T: Acetaminofén:  ídem*

   *Ed: Significado de A1/ Importancia de ejercicio y bajar de peso/ Pros y contras de fumar/ Relación alcohol-TA*

   *Disp:  nueva consulta en un mes (tabaquismo) (consumo de sal)*

*Dr. N.E. Romero*

www.ingramcontent.com/pod-product-compliance
Lightning Source LLC
Chambersburg PA
CBHW060852170526
45158CB00001B/325